TRAITEMENT

DE LA

TUBERCULOSE

ET DES

AFFECTIONS RESPIRATOIRES CHRONIQUES

PAR LES

INJECTIONS TRACHÉALES

(Technique simplifiée — Résultats cliniques)

PAR LE

Dr Henri MENDEL

Ancien interne des Hôpitaux

Cinq figures dans le texte

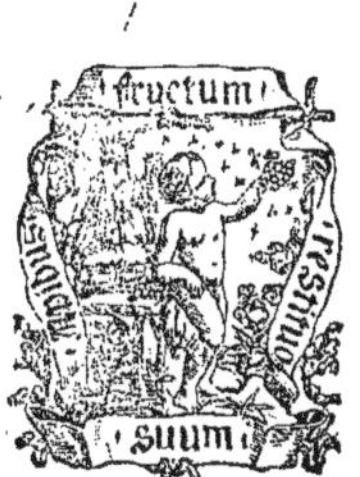

PARIS

SOCIÉTÉ D'ÉDITIONS SCIENTIFIQUES

PLACE DE L'ÉCOLE DE MÉDECINE

4, Rue Antoine-Dubois, 4

1900

TRAITEMENT DE LA TUBERCULOSE

ET DES

AFFECTIONS RESPIRATOIRES CHRONIQUES

PAR LES

INJECTIONS TRACHÉALES

(Technique simplifiée. — Résultats cliniques)

DU MÊME AUTEUR

Gangrène symétrique des extrémités chez une enfant de quinze mois (*Soc. franç. de Dermatologie 1893*).

Etude de la laryngite syphilitique secondaire (*thèse de Doctorat 1893*).

Des déterminations bucco-pharyngo-laryngées dans l'érythème polymorphe (*Arch. générales de médecine 1893*).

Contribution à l'étude de la phlébite syphilitique (*Arch. générales de médecine 1894*).

Un cas d'ozène rhino-laryngo-trachéal (*Soc. française de laryngologie 1894*).

Des paralysies laryngées dans le cours de la fièvre typhoïde (en collaboration avec le Dʳ Boulay). — (*Arch. générales de médecine 1894*).

Amygdalite ulcéreuse chancriforme (*Soc. française de laryngologie 1895*).

Leçon sur la laryngite tuberculeuse, faite aux élèves du docteur Albert Robin (*à l'hôpital de la Pitié 1895*).

De la toux pharyngée (*Journal des Praticiens 1895*).

De l'angine granuleuse (*Médecine moderne 1895*).

Etude de la sinusite maxillaire, considérée particulièrement dans sa forme aiguë (*Journal des Praticiens 1896*).

Physiologie et Pathologie de la Respiration nasale, in-8° de 163 pages (*Soc. d'Edit. scient. Paris 1897*).

Traitement des bourdonnements d'oreille, par le cimicifuga racemosa (en collaboration avec le docteur Albert Robin) (*Soc. franç. de laryngologie 1898*).

Article : **Troubles de la voix**, *dans le Manuel de diagnostic médical* de Debove et Achard (1900).

TRAITEMENT

DE LA

TUBERCULOSE

ET DES

AFFECTIONS RESPIRATOIRES CHRONIQUES

PAR LES

INJECTIONS TRACHÉALES

(Technique simplifiée — Résultats cliniques)

PAR LE

Dʳ Henri MENDEL

Ancien interne des Hôpitaux

Cinq figures dans le texte

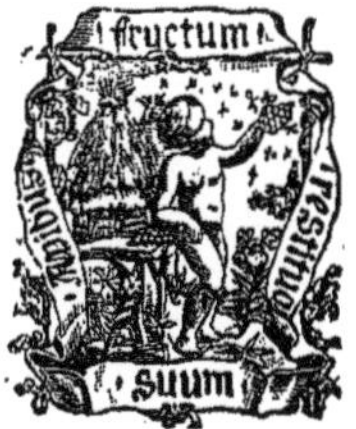

PARIS

SOCIÉTÉ D'ÉDITIONS SCIENTIFIQUES

PLACE DE L'ÉCOLE DE MÉDECINE

4, Rue Antoine-Dubois, 4

1900

AVANT-PROPOS

On trouvera dans les pages qui suivent l'exposé d'un traitement qui m'a donné de très satisfaisants résultats dans les maladies des organes respiratoires et surtout dans la tuberculose (forme ulcéreuse commune). Ce traitement m'est personnel, mais je me hâte de dire que je ne l'ai pas créé de toutes pièces; les injections trachéales ont été pratiquées à différentes reprises, par quelques médecins — surtout par des spécialistes —; quant aux médicaments employés (essences végétales, iodoforme, bromoforme, gaïacol, eau oxygénée) ils ont été recommandés par divers auteurs. Je n'ai fait qu'appliquer systématiquement et quotidiennement le traitement trachéal, et qu'administrer aux malades des substances qui, sauf le gaïacol, n'avaient jamais été injectées dans la trachée.

Je sais avec quel scepticisme le public médical accueille d'habitude l'annonce d'un nouveau traitement de la tuberculose ; ce scepticisme a deux raisons : d'abord le grand nombre des méthodes préconisées et qui, à l'essai, ne produisent que des résultats médiocres ou nuls; ensuite l'immodestie habituelle des promoteurs qui, con-

sidérant toujours leurs résultats avec une indulgence
toute paternelle, semblent présenter leur traitement
comme une panacée ; exagérations qui justifient
cette spirituelle boutade de Daremberg: « Plus nous
avancerons dans l'étude des traitements de la phtisie
pulmonaire, plus nous nous demanderons comment il
peut exister un phtisique non guéri, puisque tous les
airs, toutes les eaux, tous les lieux, sans compter tous
les médicaments, guérissent cette maladie (1). »

La crainte de ce scepticisme légitime m'a fait assez longtemps retarder la publication de ce travail; en le publiant
aujourd'hui, je dois dire, pour ma défense, que je n'ex-
pose qu'un traitement de la tuberculose et que je ne pré-
tends point avoir découvert le remède spécifique de cette
affection. D'un autre côté, la pratique constante de ce
traitement pendant un an, et l'observation attentive
d'une cinquantaine de malades, me persuadent que si
quelques confrères veulent bien expérimenter ma méthode, ils en seront satisfaits.

Mais ici se dresse une difficulté, qui rend mon atti-
tude encore plus téméraire. Si je préconisais un nouveau traitement à administrer en cachets ou en pilules,
quelques confrères pourraient bien l'essayer après avoir
échoué par d'autres méthodes. Ce qui complique le cas,
c'est que je conseille *l'injection trachéale*, manœuvre peu
familière aux spécialistes et totalement inconnue des
praticiens. Le seul mot d'injection trachéale heurte
nos principes physiologiques; il a quelque chose d'un
peu effrayant : la trachée semble si sensible et si peu to-

(1). Daremberg. *Traitement de la phtisie pulmonaire* 1893.

lérante ! Une goutte d'eau dans le tube trachéal et l'on
« avale de travers » on tousse pendant dix minutes ; on
peut alors se demander ce que fera un pauvre tuberculeux, lorsque des médicaments feront irruption dans sa
trachée, s'il ne suffoquera pas et s'il n'aura pas une hémoptysie.

Je m'attacherai à prouver que cette crainte est chiméri-
que ; mais, la preuve la plus évidente n'est-elle pas le
fait brutal ? or, j'affirme, et chacun peut s'en convaincre,
que jamais, si l'injection n'est pas caustique, ou si le sujet n'a pas une sensibilité exceptionnelle, l'injection
trachéale ne produit de toux ; sur plus de deux mille
injections, je n'ai observé de toux, et de toux légère,
que chez deux sujets : encore suffisait-il chez ces derniers de procéder avec précaution pour ne pas réveil-
ler une susceptibilité vraiment exagérée de la muqueuse
trachéale.

L'innocuité absolue de l'injection dans la trachée me
semble suffisamment démontrée par mes observations ;
reste un autre obstacle à l'adoption de la méthode, c'est
la difficulté de sa pratique. Certes, il est plus facile d'é-
crire une prescription même compliquée que de faire
une injection trachéale, mais grâce à une longue pratique, j'ai pu en simplifier l'exécution. Pour l'enlever au
domaine du spécialiste, j'ai supprimé l'emploi du miroir laryngien dans son exécution, et j'ai décrit avec soin
le manuel opératoire, grâce auquel on peut pratiquer
l'injection trachéale. J'insiste sur ce fait que si l'on procède avec douceur, l'injection même manquée n'est jamais nuisible, et qu'après quelques essais inoffensifs, le

praticien pourra devenir habile et pratiquer l'injection correctement.

Mais, dira-t-on, en retour de ces efforts, qu'obtient-on de cette méthode qui soit supérieur aux résultats des traitements usités ? Vaut-il la peine de renoncer à la pilule de créosote ou de cacodylate de soude pour apprendre à pratiquer une manœuvre délicate ?

Ici, je réponds oui, mille fois oui ! et pour appuyer cette opinion, j'exposerai seulement les avantages que présente la méthode que je préconise, en la supposant de valeur égale aux méthodes en usage.

D'abord par ce traitement, le tube digestif est respecté constamment, puisque l'absorption des médicaments s'effectue par les voies respiratoires. On ne constate plus d'intolérance gastrique, ni cette dyspepsie médicamenteuse inévitable dans une maladie aussi longue que la tuberculose, et particulièrement redoutable dans une affection où l'intégrité de l'estomac est une condition vitale.

En second lieu, les médicaments agissent localement et intégralement, puisqu'ils pénètrent au sein des organes de la respiration, sans être dénaturés plus ou moins par les sucs digestifs.

Enfin, l'action du traitement est rapide et puissante, en raison de cette absorption directe et intégrale.

On pourrait m'arrêter ici et me dire que ces trois avantages sont précisément ceux que l'on reconnaît au traitement par les injections hypodermiques. Mais la méthode des injections trachéales présente plusieurs particularités importantes. D'une part, l'injection trachéale, après les deux ou trois premières séances, est donnée et reçue avec une grande facilité : le sujet se rend chez le médecin, s'assied en face de lui, prend son injection en quelques minutes et va ensuite à ses affaires. Pas de piqûre, pas de douleur, pas de gêne dans les mouvements, jamais de menace de complications inflammatoires. L'injection trachéale ne pénètre pas avec effraction, comme l'autre, et l'on n'a pas à choisir sur une peau constellée de piqûres, la région à piquer.

D'autre part, l'injection lancée dans la trachée, produit un effet de contact sur les mucosités trachéales et bronchiques, l'expectoration est ainsi mécaniquement facilitée, car les mucosités sont délayées et mobilisées.

Enfin, on peut se rendre compte que les substances injectées dans la trachée — étant volatiles — agissent directement sur la muqueuse pulmonaire lors de leur irruption ; elles sont absorbées rapidement, et, lors de leur élimination, agissent encore sur cette muqueuse, puisqu'elles sortent de l'organisme par cette voie. Il y a donc là une action double et intensive. Dans le traitement hypodermique, l'action est simple, c'est-à-dire n'a lieu que lors de l'élimination des médicaments.

Somme toute, en supposant que notre traitement n'ait que la valeur des traitements déjà usités, son mode d'application présente des avantages indéniables, qui le placent réellement au-dessus des autres et qui expliquent ses bons résultats.

Je rappelle, ne terminant, que la substance de ce travail a fait l'objet de deux communications à l'Académie de médecine, le 20 juin 1899 et le 30 janvier 1900.

TRAITEMENT DE LA TUBERCULOSE

ET DES

AFFECTIONS RESPIRATOIRES CHRONIQUES

PAR LES

INJECTIONS TRACHÉALES

(Technique simplifiée. — Résultats cliniques)

CHAPITRE PREMIER

Utilisation de la voie trachéo-bronchique dans la thérapeutique des affections broncho-pulmonaires.

De tout temps, les médecins ont été frappés de l'inefficacité et de l'insuffisance de la thérapeutique à l'égard des maladies des organes respiratoires. Cette préoccupation a abouti, de nos jours, à une sorte de nihilisme thérapeutique en ce qui concerne la tuberculose pulmonaire : ne peut-on ainsi qualifier l'engouement actuel pour les sanatoriums ? S'en remettre aux seules influences de la nature, ou peu s'en faut, du soin de guérir une maladie, n'est-ce pas, à proprement parler, proclamer son découragement ?

Or, ce découragement fut de même éprouvé à différentes époques où l'on mit en avant des méthodes nouvelles de traitement. Parmi ces méthodes, celle qui parut de tout temps la plus rationnelle, fut d'utiliser le pouvoir absorbant considérable de la muqueuse pulmonaire pour porter directement les substances médicamenteuses sur les organes malades. Galien préconisa l'un des premiers les fumigations contre les maladies de poitrine ; puis, plus tard, Cailleus, Chaptal et Blignis, font respirer de l'oxygéne aux phtisiques ; Hallé, Gannal et Cottereau recommandent les inhalations de chlore pour combattre les catarrhes pulmonaires.

Pour faire mieux, d'autres médecins, tels que Saladin (de Tours), Patissier, Simonin, etc. essayèrent d'introduire les médicaments sous forme de solution vaporisée ou pulvérisée. C'est alors que s'éleva, au sein de la Société d'hydrologie, puis de l'Académie de médecine, une longue et savante discussion sur les mérites comparés de l'inhalation et de la pulvérisation. Cette question est bien oubliée aujourd'hui ; elle donna lieu pourtant à de multiples travaux,

Quoique cette discussion ait seulement eu son dernier écho en 1874, à l'Académie de médecine, nous ne jugeons pas utile de rouvrir le débat, et nous ne l'avons exposée qu'à un point de vue historique.

Nous n'avons voulu noter que la préoccupation bien nette de traiter localement les affections respiratoires. On a vu qu'il ne s'est jamais agi que d'applications médicamenteuses en vapeurs. « Avant toute chose, dit Béni-Barde (1), il était important de savoir sous quelle forme le médicament serait présenté à cette voie d'absorption : sous la forme liquide, on n'y pouvait compter, à cause du défaut de tolérance du larynx ; la sensibilité exquise de la muqueuse laryngienne et la constriction forcée de la glotte avec tous ses accidents, excluaient une pareille tentative. »

Chose singulière, le même auteur, dans l'article « Inhala-

(1) *Dictionnaire de Jaccoud.* Tome XXX, page 147. 1881.

tion » du même Dictionnaire, publié en 1874, constate que si chez les animaux on introduit directement, au moyen d'une sonde, un liquide dans le poumon, ce liquide est absorbé avec une grande énergie. Chez l'homme, continue Béni-Barde, des expériences semblables ne peuvent être faites ; néanmoins, on a pu être édifié convenablement sur ce point, à la suite d'une fausse manœuvre exécutée dans un but thérapeutique. Le fait a été observé chez un malade soigné par Desault. Il s'agissait de nourrir une personne qui ne prenait aucun aliment. On eut recours à la sonde œsophagienne, mais au lieu de pénétrer dans l'estomac, l'instrument s'engagea dans la trachée-artère et le bouillon destiné à l'estomac pénétra entièrement dans les poumons. Il fut complétement absorbé et il ne survint aucun accident fâcheux.

Néanmoins, l'expérience ne fut pas reprise, tant on craignait le spasme de la glotte, jugé inévitable. On pensa bien, plus tard, pour éviter de toucher au larynx, à faire des injections médicamenteuses directement dans la trachée, à travers la peau du cou, à l'aide d'une seringue de Pravaz. Cette méthode fut présentée d'abord par Duboué, qui proposa de faire ainsi des injections aqueuses pour délayer le sang épaissi des cholériques. Elle fut reprise plus tard par Bergeon (de Lyon) qui fit à un phtisique 25 injections trachéales calmantes en 35 jours. Cette observation, apportée par l'auteur au Congrès pour l'Avancement des sciences, à Rouen, en 1883, eut le don d'éveiller l'intérêt, comme toutes les tentatives de traitement topique dans la phtisie. Le Professeur Potain fit remarquer combien cette méthode présentait de promesses pour l'avenir.

Cependant la question n'avançait pas. On connaissait la tolérance considérable des organes respiratoires et leur rapidité d'absorption, d'après les travaux des physiologistes ; on ne demandait qu'à les utiliser en thérapeutique, mais tant qu'on ne pourrait injecter des liquides par les voies naturelles, on était condamné à ne pas faire un pas.

Les études et les manipulations laryngologiques éclairèrent cette question d'un jour nouveau. On put se rendre compte que le larynx est bien plus tolérant qu'on ne le pensait. Le terrible spasme de la glotte n'apparaissait pour ainsi dire jamais dans les cautérisations locales et les attouchements à la sonde. Ce fut un médecin anglais, Beehag (1), qui, le premier, introduisit de propos délibéré des liquides dans le larynx : frappé de l'impuissance de la thérapeutique contre la dysphagie des tuberculeux, il conseilla de projeter sur le larynx quelques gouttes d'huile mentholée à 5 0/0 : ces gouttes liquides se répandaient sur le vestibule du larynx et dans sa cavité, sans produire aucun accident. Il s'enhardit alors et lança une plus grande quantité de ce liquide dans la lumière du larynx, lorsque le poumon seul était affecté. Cette injection se faisait au moyen d'une seringue spéciale, dite seringue de Beehag, et dont la canule présentait une courbure appropriée. L'opération était pratiquée sous le contrôle du miroir laryngien.

Forts de cette expérience, Dor et Garel (2) pratiquèrent systématiquement des injections intra-trachéales à des tuberculeux. Ils lançaient chaque jour dans la trachée de 0,50 à 4 grammes en deux fois d'huile créosotée à 5 0/0. Les résultats furent très satisfaisants.

L'année suivante, un autre médecin, Botey (3) (de Barcelone), présentait à l'Académie des sciences, une série de recherches fort intéressantes. Cet auteur, après avoir fait quelques expériences sur les animaux, expérimenta sur lui-même.» Ayant l'habitude de me laryngoscopiser, dit-il, j'insensibilisai mon larynx au moyen d'une solution de chlorhydrate de cocaïne à 10 0/0. J'introduisis une seringue de 25 cc.,

(1) Beehag. *Annales des maladies du larynx* 1888.
(2) Dor et Garel. *Revue de médecine* 1889 et 1890.
(3) Botey. *Comptes-rendus de l'Académie des Sciences* 1890, p. 197.

pourvue d'une longue canule très fine et courbée, puis j'injectai dans la trachée, peu à peu, en dirigeant le liquide le long des parois, un peu moins de la moitié du contenu de la seringue, soit 10 grammes d'eau distillée. Je ne ressentis rien d'anormal, pas la moindre toux. Les jours suivants, j'injectai la seringue entière — 25 cc. — sans toux, ni malaise, seulement le nombre des respirations était de 17 au lieu de 21, les pulsations 74 au lieu de 82. Trois jours plus tard, j'injectai 37 grammes d'eau stérilisée et distillée, sans le moindre malaise. Enfin, au bout de huit jours, je versai dans ma trachée, coup sur coup, deux seringues, sans toux, ni gêne respiratoire : seulement, le nombre des pulsations et des respirations baissa pendant quelques heures. Je ne dépassai pas la dose, mais je suis convaincu que j'aurais pu, avec précaution, injecter une bien plus grande quantité».

Botey eut l'occasion de faire des injections trachéales à une jeune femme atteinte de laryngite syphilitique tertiaire : il injecta une solution aqueuse d'iodure de potassium et de bichlorure de mercure; chaque injection, faite de deux en deux jours, se composait de 25 grammes d'eau contenant 0,25 d'iodure de potassium et 0,0025 de bichlorure de mercure. « Je répétai ces injections dix-sept fois de suite, dit Botey : la malade les supporta fort bien et guérit de son affection jusqu'alors rebelle à un traitement interne très énergique ».

D'autres médecins ont encore pratiqué l'injection trachéale : nous citerons, Downie (1892) (injections de menthol et de sublimé) de la Jarrige (1893) injection d'huile créosotée et d'huile mentholée) ; Rosenberg, Beckay, Bramwell, etc.

Tous ces auteurs se déclarent fort satisfaits de la pratique des injections trachéales.

II

Les auteurs cités plus haut ont tous pratiqué l'injection trachéale, de la manière suivante :

S'éclairant au moyen du miroir frontal, et priant le malade de maintenir lui-même sa langue au moyen d'un linge, le médecin introduit de la main gauche le miroir laryngoscopique qui lui donne l'image laryngée. Alors, introduisant de la main droite, la seringue trachéale dans la gorge, il aperçoit l'image de la canule dans son miroir laryngoscopique et la place dans la glotte ou au-dessus d'elle. C'est en somme là une manœuvre laryngologique comparable à l'introduction dans le larynx, d'un instrument, comme la pince à polype par exemple.

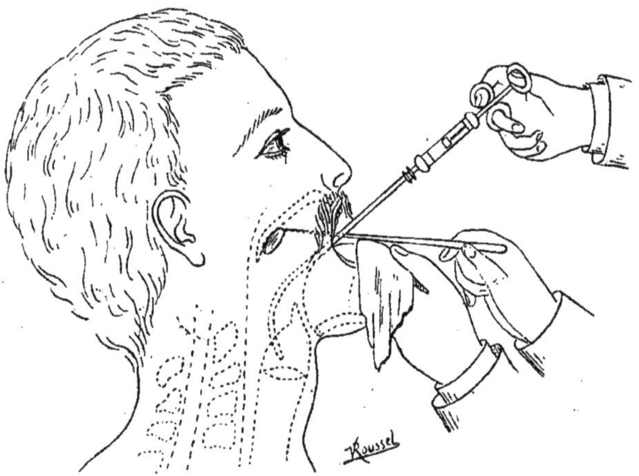

Fig. 1. — Injection trachéale sous le contrôle du miroir laryngien.

Présentée ainsi, l'opération est du domaine du spécialiste et n'en peut sortir : en effet, l'usage du miroir frontal et du miroir laryngoscopique, l'introduction laryngienne d'un instrument dont on n'aperçoit que l'image renversée, exigent une assez sérieuse instruction spéciale.

Mais ce manuel opératoire est-il indispensable, je vais plus loin, est-il le meilleur ? M'appuyant sur l'expérience d'une année, je réponds résolument non. Outre qu'il ne peut sortir des mains d'une petite minorité médicale, ce procédé « laryngologique » est mauvais parce qu'il exige la présence, dans la gorge du patient, de deux instruments, dont l'un est particulièrement encombrant : le miroir laryngien. Il est très important, pour la réussite de la petite opération, que les organes pharyngo-laryngiens restent au repos : or, un patient dont la gorge est occupée et par le miroir laryngien et par la canule de la seringue, contracte presque constamment sa gorge, à moins qu'il n'ait une assez longue habitude de l'opération. Et, la contraction pharyngo-laryngienne change la disposition des organes, rétrécit l'orifice du larynx et rend l'injection trachéale impossible ou très difficile.

Certes, cet obstacle est bien connu des spécialistes, qui le neutralisent au moyen d'un badigeonnage de cocaïne. Nous dirons plus loin pourquoi l'usage de la cocaïne est contre-indiqué dans une région qui doit conserver toute sa sensibilité pour que l'opération soit correctement pratiquée et subie. D'autre part, l'injection trachéale devant être faite quotidiennement, il serait impossible d'appliquer chaque jour au patient un badigeonnage de cocaïne.

Mais le malade eût-il une gorge parfaitement tolérante, ce qui est l'exception, nous préférerions encore nous guider sur le toucher plutôt que sur la vue pour pratiquer l'injection trachéale. On verra bientôt, par notre procédé de choix, que le contact des points de repère pharyngiens est notre seul guide : dans le second procédé, applicable lorsque le premier est difficile ou impossible, ce contact est moins net, mais on peut néanmoins, grâce à lui, pratiquer parfaitement l'injection.

On nous reprochera peut-être de pratiquer cette petite opération à l'aveugle, alors que nous pourrions la pratiquer sous le contrôle de la vue. Il est vrai que le principe établi en laryngologie est que toute manœuvre laryngienne ne doit être effectuée que sous le contrôle du miroir; le principe est excellent en ce qui concerne les opérations : en effet, avant d'agir chirurgicalement sur le larynx, il faut être bien sûr de porter l'instrument sur la région malade.

Mais la simple injection trachéale ne rentre pas dans le cadre chirurgical, et si l'on opère avec douceur, elle peut être pratiquée à l'aveugle au même titre que le cathétérisime de la trompe d'Eustache, des voies lacrymales, ou même que le tubage du larynx.

Enfin, une pratique relativement nombreuse nous permet d'affirmer qu'ainsi pratiquée, l'injection trachéale s'effectue plus facilement qu'à la manière laryngologique, et sans presque aucune gêne pour le malade, ce qui a bien son importance, puisque l'opération doit être répétée chaque jour. De plus, avantage qui nous paraît considérable, cette opération sort du domaine du spécialiste et devient accessible à tous les praticiens.

Nous n'allons pas jusqu'à dire que l'examen larynsgoscogique soit inutile ; avant de procéder à l'injection trachéale, il sera toujours bon de faire cet examen pour se rendre compte de la disposition des organes ; nous ne manquons jamais de le faire, mais nous déclarons qu'il n'est pas indispensable : les variations individuelles à l'état normal ne sont jamais assez notables pour que l'injection ne puisse être pratiquée en suivant les procédés que nous indiquons,

Mais où l'examen laryngoscopique préalable sera de rigueur, c'est lorsque le malade (tuberculeux) sera dysphagique, enroué ou dyspnéique du fait de son larynx : il y aura alors forte présomption de laryngite tuberculeuse. Dans ce cas, le médecin devra apprécier à l'aide du miroir le degré de rétrécissement et d'excitabilité du larynx et ne pratiquer l'injection qu'avec circonspection.

Donc, hormis le cas d'enrouement, de dysphagie ou de dyspnée laryngienne chez un tuberculeux. ce qui, à tout prendre, est l'exception, l'examen laryngoscopique préalable, quoique relativement utile, n'est pas indispensable.

Qu'on nous permette d'insister sur ce que nous entendons par dyspnée laryngienne, quoique ces mots s'expliquent d'eux-mêmes. Dans ce cas, le malade sent un obstacle respiratoire situé dans sa gorge : il peut même y avoir cornage laryngien. Cette distinction est utile, car la dyspnée d'origine thoracique, due, soit à l'excitation nerveuse pulmonaire, soit à l'étendue des lésions des poumons, cette dyspnée est grandement soulagée par le traitement trachéal.

Revenons à notre injection pratiquée sans le contrôle du

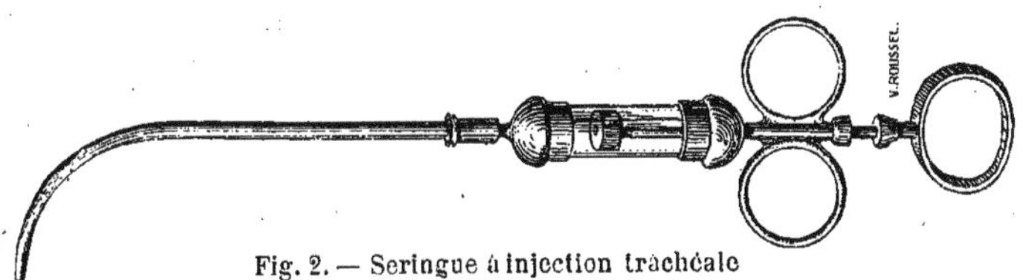

Fig. 2. — Seringue à injection trachéale

miroir laryngoscopique. Le seul instrument nécessaire à l'opération, est la seringue à injection trachéale dont nous avons fait construire par Collin, un modèle spécial, figuré ci-dessus.

Le corps de pompe, d'une contenance de 3 cent. cubes est du modèle ordinaire. La canule, à laquelle nous avons donné une courbure appropriée aux procédés d'injection que nous allons décrire, est en argent ; elle n'est pas vissée sur le corps de pompe, mais s'y adapte par frottement dur, ainsi que l'aiguille de Pravaz s'applique sur son corps de pompe (1).

(1) Ce mode d'application de la canule sur le corps de pompe est plus simple et plus propre que l'ordinaire pas de vis. Il ne présente aucun inconvénient, car la canule est suffisamment fixée et ne se détache pas. Vint-elle à se déta-

De plus, le corps de pompe en verre est étiré de manière à former la tétine sur laquelle se fixe à frottement la canule : cette tétine est assez épaisse pour supporter sans se briser, toutes les manipulations nécessaires. Ainsi, toute la cavité de la seringue dans laquelle baigne le liquide est en verre et en argent : nous avons adopté cette disposition de préférence à l'armature métallique des modèles antérieurs, car dans ces derniers, le liquide de l'injection, ne pouvant être complètement chassé du corps de pompe, après chaque opération, attaquait ce métal (cuivre) et se teintait en bleu : ce dépôt bleu devait être soigneusement chassé de la seringue avant chaque nouvelle injection. Ce contre-temps est évité avec notre nouvelle disposition.

Après chaque injection, la canule est détachée du corps de pompe et stérilisée à l'eau bouillante.

La seringue doit être remplie de la solution à injecter, remplie en totalité, canule et corps de pompe : c'est-à-dire que la réplétion en est effectuée, la canule étant adaptée solidement : l'on chasse ensuite l'air qui se trouve dans le système, et l'on aspire le liquide une seconde fois. Cette précaution est nécessaire, car la capacité de la longue canule est relativement considérable, et si cette canule était vide lorsque l'injection est lancée, une partie notable du liquide y serait poussée, et y resterait, car elle échapperait à la force expulsive du piston.

Le médecin, assis en face du malade et plus haut que lui, saisit la langue de ce dernier entre le pouce et l'index au moyen d'un linge : la langue, tirée hors de la bouche, doit être souple et non contractée : le médecin exerce sur elle une traction douce, mais assez prononcée.

La gorge doit être au repos et non contractée : la respiration doit être calme, de façon à réaliser l'ouverture moyenne de la

cher, sa forme et sa longueur s'opposeraient à son introduction et à sa chute dans la trachée. On la saisirait simplement dans la bouche où elle resterait, ce que nous avons eu l'occasion de faire une ou deux fois.

glotte : une respiration forte amènerait l'aspiration brusque du liquide injecté et pourrait produire une sensation désagréable.

La gorge du patient doit être largement éclairée, soit par la lumière naturelle — en plaçant le malade en face d'une fenêtre — soit au moyen de la lumière artificielle, si l'usage du miroir frontal est familier à l'opérateur.

Avant de procéder à l'injection, le médecin rassure le patient et lui recommande de cracher le liquide injecté, si un excès de celui-ci, non introduit dans la trachée, refluait dans le pharynx buccal.

Le médecin introduit alors de la main droite la seringue pleine dans la gorge du patient. Nous allons décrire les deux procédés qui permettent de pratiquer l'injection sans le secours du miroir ; mais il faut d'abord insister sur ce point : quel que soit le procédé employé, il importe d'opérer avec la plus grande douceur. Qu'on sache bien qu'il n'y a dans l'opération aucune résistance à vaincre et que la voie est constamment ouverte.

Nous devons dire pourquoi nous présentons deux procédés dont le premier nous semble le plus parfait et le plus recommandable. La raison en est dans la sensibilité pharyngienne de certains sujets et dans la disposition des organes.

En effet, certains malades — ce sont de beaucoup les plus rares — ne peuvent pas supporter le contact des instruments, et l'on verra que dans notre premier procédé, ce contact est assez prolongé. Dans le second procédé, ce contact, quoique moindre, n'en existe pas moins ; quelques sujets — encore plus rares — ne le peuvent supporter sans contracter leur gorge d'une façon qui rend l'injection impossible. Pour ces derniers, nous avons modifié le second procédé de manière à supprimer tout contact des instruments avec les organes du pharynx.

A vrai dire, l'emploi de la cocaïne qui rend de si grands services en laryngologie, pourrait supprimer une sensibilité locale

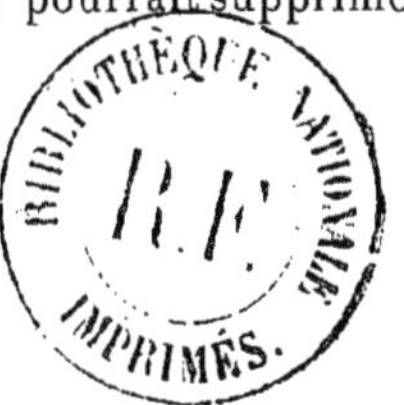

aussi gênante. Nous n'avons jamais recours à la cocaïne pour deux raisons. Le plus importante est que la sensibilité est nécessaire ici ; en effet, comme nous le verrons, il peut arriver que l'injection en totalité ne soit pas lancée dans la trachée et qu'une partie du liquide reflue dans la gorge du patient. Or, il faut que ce dernier sente ce liquide refluer dans sa gorge, car il ne doit pas l'avaler. En d'autres termes, il faut que ce traitement soit exclusivement trachéal et que l'estomac ne reçoive pas une goutte de la solution. Or, un pharynx anesthésié ne sentirait pas le reflux d'un excès de liquide et la déglutition de cet excès s'effectuerait inconsciemment.

D'un autre côté, la sensibilité pharyngienne n'est que fort peu excitée par le contact de la canule et au bout de deux ou trois séances, pour l'immense majorité des cas, l'injection peut être pratiquée facilement.

Les inconvénients dus à la forme des organes, sont bien moins fréquents que ceux qu'amène la sensibilité du pharynx. On se rend compte néanmoins que l'hypertrophie des amygdales, de la base linguale, ou encore plus souvent la variabilité de forme de l'épiglotte obligent l'opérateur à procéder de façon un peu différente. Il choisira donc, d'après les conditions ci-dessus, le procédé à employer, en tâtonnant un peu lors des premières séances.

Passons maintenant à l'étude de nos procédés d'injection.

A. Procédé latéral.— Comme nous l'avons dit, c'est le plus parfait, parce que la canule ne perd en aucun moment, le contact des organes qui lui servent de point de repère et que rien, dans l'opération, n'est laissé ni au hasard, ni à la seule habileté de l'opérateur.

1er *temps*. — La canule s'engage le long du bord gauche de la langue et s'insinue dans le sillon qui existe entre ce bord et l'amygdale correspondante ; après avoir dépassé la base linguale, le bec de la canule arrive au niveau de l'ouverture laryngienne ; il longe le bord de l'épiglotte.

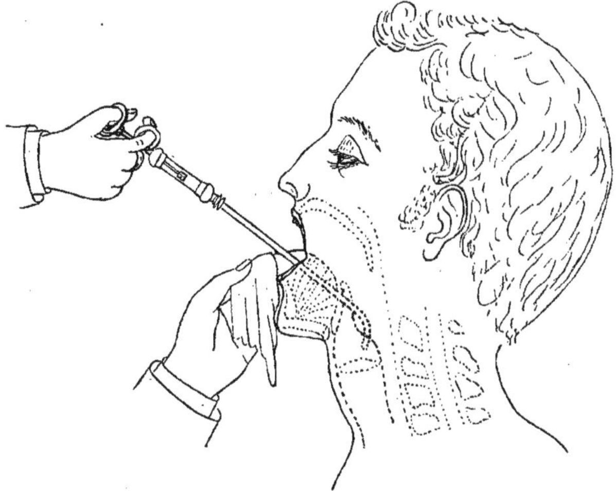

Fig. 3. — Injection trachéale (procédé latéral).

2e *temps.* — La main de l'opérateur se relève, et le corps de pompe devient oblique en bas et en arrière. A ce moment, le bec de la canule regarde directement en bas, et si l'injection était lancée, elle descendrait le long de la paroi du larynx sus-glottique et serait arrêtée par la corde vocale gauche. Il importe donc de modifier cette situation, ce qu'on effectue facilement par un léger mouvement de rotation de la main en dedans. La partie verticale de la canule pivote alors autour de sa partie angulaire, laquelle embrasse l'orifice laryngien et le bec de la canule étant dirigé obliquement en bas et en dehors, l'injection sera lancée exactement dans la glotte qu'elle traversera pour atteindre plus ou moins bas la paroi droite de la trachée.

3e *temps.* — La position régulière étant acquise, l'injection est poussée assez rapidement.

Grâce à ce procédé, tout le liquide de la seringue est lancé dans le conduit trachéal; la canule, couchée dans le sillon glosso amygdalien comme sur un affût, vise l'orifice glottique et l'injection peut être rapidement effectuée avec perfection.

Notons enfin, qu'il peut être utile, soit pour lancer l'injection vers la bronche gauche, soit à cause de la disposition des organes, de procéder de manière inverse. La canule sera alors introduite le long du bord droit de la langue et son bec dirigé vers la gauche.

B. Procédé médian. — Ce procédé consiste à faire passer le bec de la canule au-dessus de l'épiglotte redressée par la traction de

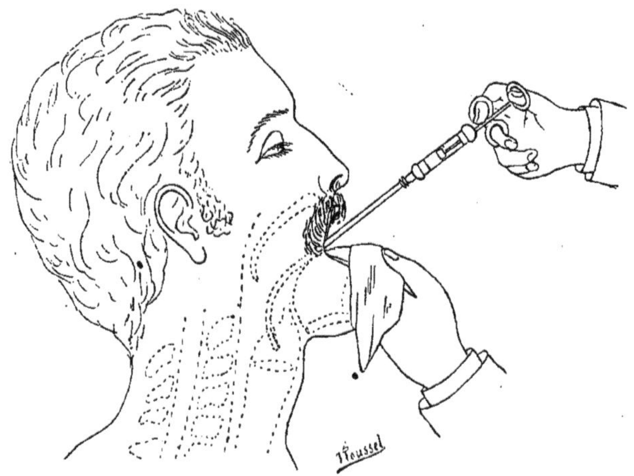

Fig. 4. — Injection trachéale (procédé médian).

la langue; cet organe doublé, le bec de la canule plonge vers la glotte, mais on se rend compte qu'ici le contact avec les organes est bien plus minime que précédemment; la manœuvre se fait au jugé; en effet, sachant que lors de la traction de la langue, l'épiglotte se redresse et vient s'accoler contre la base de la langue et que d'autre part, la courbure de la canule est faite de façon à embrasser la concavité de la base linguale et de l'épiglotte réunies, on opére, non en sentant le contact des repères, mais en suivant mentalement la forme des organes.

1er *temps*. — La canule est introduite sur la ligne médiane, et disparaît derrière la langue sans prendre contact avec aucun organe.

2e *temps*. — La main de l'opérateur se relève ; le corps de la seringue devient oblique en bas et en arrière; le bec de la canule regarde alors en bas et en avant, comme on peut s'en assurer en considérant la figure 4.

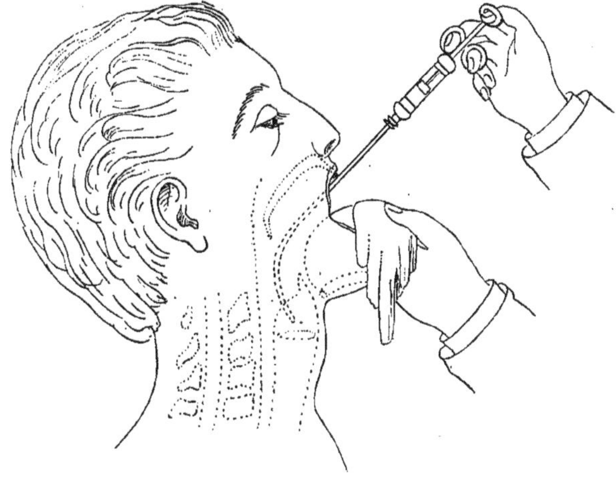

Fig. 5. — Injection trachéale (procédé médian).

3e *temps*. — L'injection est poussée comme précédemment.

On peut, chez les sujets très sensibles, diminuer ou même supprimer tout contact avec les organes, on arrive alors à la position extrême représentée par la figure 5.

III

Mais la manœuvre n'est pas toujours réussie et la trachée peut ne recevoir qu'une portion quelquefois minime du liquide injecté.

Ce contre-temps peut tenir soit à l'inhabileté de l'opérateur, soit à la mauvaise tenue du malade. Celui-ci, par exemple, aura toussé pendant que l'injection est lancée, ou aura contracté sa gorge de manière à changer les rapports normaux des organes, ou aura eu un réflexe nauséeux. Il faut noter que ces différents obstacles à l'injection, ne sont nullement fréquents, si ce n'est tout à fait au début. Très rapidement en effet, le patient prend l'habitude de présenter correctement sa gorge ; le médecin apprend à connaître son malade et tout se passe parfaitement.

Il faut donc savoir qu'une partie du liquide peut refluer vers la bouche ; le patient doit être soigneusement prévenu de cette possibilité et doit se tenir prêt à recracher l'excès de liquide ; il importe qu'il ne l'avale pas. Un vase est à sa portée ; il crache ce liquide et se lave ensuite la gorge pour ne garder aucune parcelle du liquide de l'injection.

Si l'injection est plus ou moins manquée, on la recommencera simplement ; on comprend donc comment l'inexpérience de l'opérateur, à ses débuts, n'apportera aucun dommage au patient, à condition qu'il opère avec douceur.

On remarquera peut-être avec un certain étonnement que nous faisons abstraction des réflexes du pharynx et du vestibule laryngien, non pas à l'égard du contact de la seringue, puisque nous avons exposé ceux-ci, mais des réflexes réveillés par le jet du liquide sur la base linguale, sur l'épiglotte, sur le vestibule du larynx, sur les fausses cordes vocales, sur les vraies cordes et sur les muqueuses trachéale et bronchique. Nous ne mentionnons pas ces réflexes par la raison que nous ne les avons jamais observés sur plusieurs milliers d'injections. Ces réflexes, nous ne craignons pas de le dire, sont un préjugé physiologique. On pense, en effet, le plus souvent, que les injections trachéales doivent déterminer de la suffocation ou au moins de la toux. Un de nos confrères se déclarait adversaire de ces injections par crainte d'accès de suffocation ; un autre ne les permettait qu'en tremblant.

L'expérience fait justice de ces craintes chimériques. Il faut se rendre compte pourtant qu'elles seraient justifiées jusqu'à un certain point, par l'observation de ce qui se passe lorsqu'on « avale de travers » un peu de liquide. Dans ce cas, il se produit un violent accès de toux. Sans vouloir analyser ce qui se passe dans la déglutition à faux, contentons-nous de dire que, malgré les apparences, il n'y a rien d'analogue entre cette fausse manœuvre, ce faux pas de la déglutition et l'aspersion des organes de l'arrière-gorge par le liquide de l'injection. Cette aspersion ne provoque jamais le moindre accès de toux.

Supposons donc l'injection pratiquée correctement sur un sujet favorable et parvenant dans la trachée. Le sujet a la sensation d'un liquide descendant lentement dans sa poitrine ; il ne tousse pas et n'éprouve aucune gène, à condition, bien entendu, que le liquide injecté ne soit pas irritant. Comme nous l'exposerons plus loin, nous avons soin de graduer nos injections, de manière à employer progressivement une solution de plus en plus forte : arrivé à notre solution-type, nous nous y tenons. Alors le patient sent une douce chaleur descendre dans sa poitrine ; cette sensation qui occupe d'abord la trachée, puis une étendue variable de la surface thoracique, dure une heure ou deux. En même temps, il a la sensation d'une respiration plus facile et plus ample.

Un confrère sceptique — les sceptiques sont précieux — nous a dit : « Qu'est-ce qui prouve que votre injection n'est pas simplement lancée dans l'œsophage ? » Il nous faut répondre complètement à cette objection. Les preuves de la réalité de l'injection trachéale sont de trois ordres.

A. Quelque trompeuses que soient en général les sensations accusées par les malades, nous devons pourtant tenir compte de la sensation constamment ressentie par le patient pendant et après l'injection trachéale : il a la sensation nette d'un liquide descendant lentement dans le thorax, et par une autre voie que le canal ordinaire des aliments, sensation toute nouvelle pour lui.

Au début nous employions le miroir laryngoscopique pour nous guider par la vue, à l'exemple de nos devanciers ; nous étions absolument sûr, alors, de lancer l'injection dans la trachée. Or, chez ces mêmes malades, nous supprimâmes subitement le miroir pour opérer suivant la technique indiquée précédemment ; ces malades accusèrent une sensation identique, que nous fissions usage ou non du miroir. .

Au sujet de la sensation perçue par le patient, nous devons citer un fait de trachéite tout à fait typique, dans lequel le malade ressentait depuis longtemps des picotements qu'il localisait lui-même dans la trachée ; ces picotements produisaient des quintes de toux fréquentes et pénibles. A l'examen laryngoscopique, la muqueuse trachéale était rouge et irritée ; la sensation perçue par le malade répondait donc exactement à la réalité. Or, dès la première injection trachéale, le malade sentit comme un baume descendre sur la partie irritée et calmer son picotement trachéal.

Autre fait du même ordre : comme nous l'exposerons plus loin, la dyspnée est souvent calmée par l'injection d'une façon très rapide : au bout de cinq à dix minutes, une de nos malades se déclarait soulagée. Pense-t-on qu'un médicament ingéré par l'estomac puisse avoir cette rapidité d'action ?

D'autres fois, un malade sent dans sa trachée un crachat qu'il ne peut expectorer facilement : après l'injection, ce crachat remonte aisément et est rejeté : il est clair qu'ici le liquide injecté a délayé et mobilisé les mucosités, et favorisé leur expulsion.

Enfin, après l'injection correctement pratiquée, les malades n'ont jamais de renvois, preuve qu'aucune parcelle du liquide injecté n'est parvenue dans l'estomac. On verra, en effet, que nos injections sont composées d'huile d'olive tenant en solution des essences, mélange qui ne manque pas de produire des renvois, s'il est avalé.

Nous devons dire à ce propos qu'il est bon, après l'injection, que le patient se lave soigneusement la bouche et la gorge avec de l'eau pure, de façon à ce qu'aucune goutte du liquide injecté ne reste dans la bouche ; car nos injections ont une odeur très pénétrante : elles peuvent imprégner la salive, d'où déglutition possible d'un peu de liquide médicamenteux et renvois dans la journée.

B. Il nous faut remarquer aussi que la déglutition est un acte physiologique tout à fait volontaire et qui n'a jamais lieu à notre insu. Lors de la déglutition, en effet, le pharynx projette dans l'œsophage le bol alimentaire : ce dernier trouve ouvert l'orifice œsophagien, constamment fermé à l'état de repos, puisque la cavité œsophagienne est virtuelle en dehors de la déglutition.

Or, pendant l'injection trachéale, le liquide peut être projeté sur l'orifice de l'œsophage, mais comme ce dernier est fermé et que la projection est loin d'être violente, le liquide réflue dans la bouche et n'est pas dégluti. Il se passe ici ce qu'on observe dans le gargarisme, où le liquide baigne l'entrée de l'œsophage sans jamais la forcer.

Il peut arriver, néanmoins, que par négligence ou par inadvertance, le sujet contracte son pharynx et déglutisse l'excès du liquide injecté. Toujours, dans ces cas, il en a conscience.

Cette circonstance nous a permis de faire une observation intéressante. Une de nos malades avala un jour, sans le vouloir, une petite quantité du liquide injecté : elle ressentit alors, dans l'œsophage, une irritation qu'elle n'avait jamais éprouvée dans la trachée : preuve que la muqueuse respiratoire est bien plus tolérante que la muqueuse digestive. Une autre preuve de ce fait est que lors de l'injection d'une solution un peu forte, le patient accuse souvent un peu d'ardeur du pharynx buccal, tandis que le même liquide, descendant le long de la trachée, ne provoque qu'une sensation de contact.

C. Enfin, nous citerons encore comme preuve de la réalité de l'injection trachéale, la technique indiquée plus haut, technique si différente de celle qu'on emploie lors du cathétérisme de l'œsophage.

Dans cette dernière manœuvre, la sonde est enfoncée en suivant la paroi postérieure du pharynx et force ainsi l'entrée de l'œsophage. Dans l'injection trachéale au contraire, la canule de la seringue descend presque immédiatement derrière la base de la langue qu'elle contourne. La situation des instruments n'est-elle pas totalement différente dans les deux cas et le simple examen de l'anatomie de la région ne donne-t-il pas la preuve que l'injection ne peut s'égarer vers le canal digestif?

IV

Examinons maintenant, d'après les données de la physiologie et de l'expérimentation, ce que devient le liquide injecté dans la trachée et comment peut agir une substance médicamenteuse injectée de la sorte.

Bien avant que les médecins n'aient pensé à utiliser la voie trachéale dans un but thérapeutique, les physiologistes avaient porté leurs investigations sur l'absorption des liquides par les voies aériennes. J'emprunte à Colin (1), qui a étudié cette question après Magendie, Claude Bernard, etc., les faits suivants, représentant les acquisitions de la science physiologique sur cette importante question.

La muqueuse de l'appareil respiratoire est, de toutes les

(1) Colin. *Traité de physiologie comparée des animaux*, Tome II.

membranes muqueuses, celle qui jouit au plus haut degré de la faculté absorbante. La muqueuse broncho-pulmonaire, essentiellement affectée à l'absorption de l'oxygène qui vivifie le sang, à l'exhalation de l'acide carbonique et de la vapeur d'eau, peut prendre en même temps tout ce qui est associé à l'air, soit que les substances pénètrent accidentellement, ou qu'on les porte dans les voies respiratoires.

L'activité exceptionnelle et l'excessive rapidité de l'absorption dans les bronches et les vésicules pulmonaires, reconnaissent quatre causes principales :

1° L'étendue immense de la muqueuse ;

2° La minceur de cette membrane, dont les réseaux capillaires sont très superficiels ;

3° La disposition de l'épithélium réduit à une seule couche de cellules cylindriques à cils vibratiles dans les petits tuyaux bronchiques et à cellules polygonales aplaties dans les vésicules pulmonaires ;

4° Enfin, le jeu de la pompe thoracique qui appelle d'un seul coup, lors de l'inspiration, les gaz, les vapeurs et les liquides à absorber dans l'ensemble des ramifications bronchiques et de leurs vésicules terminales.

C'est sur les gaz que l'absorption paraît s'effectuer avec le plus de rapidité, mais les liquides sont aussi très rapidement absorbés. Les mouvements respiratoires les soumettent à un flux et à un reflux très favorable à leur dispersion et à leur mélange avec les produits de sécrétion de la muqueuse ; d'ailleurs, leur volatilisation rapide et partielle dans l'ensemble des cavités aériennes, en fait absorber une partie sous forme de vapeurs. Les expériences que nous allons rapporter, d'après les physiologistes, tendent à prouver deux faits :

A) La tolérance remarquable des voies aériennes pour les grandes quantités de liquide injectées dans la trachée ;

B) L'absorption très rapide des substances en dissolution dans le liquide injecté.

A. — Après avoir fixé à la trachée d'un cheval, par une ouverture au centre de l'un des canaux, un tube de 1 cm. de diamètre, Colin versait dans ce conduit de l'eau tiède (de 30 à 35 degrés) ; il en versait six litres par heure. L'animal eut le flanc agité, la respiration profonde pendant les trois heures et demie que dura l'expérience. Il fut tué : la trachée et les bronches étaient vides ; tout le liquide injecté avait disparu.

Autre expérience : Le même auteur versa, de la même manière, dans les voies aériennes d'un second cheval, 25 litres d'eau en six heures, et il fit de deux en deux heures trois saignées qui enlevèrent 6 kilogrammes de sang. La muqueuse respiratoire absorba toute cette quantité de liquide sans que l'animal en parût très incommodé.

Il faut noter cependant que lorsque l'introduction de semblables quantités de liquide se fait trop rapidement, il se produit des troubles respiratoires et des modifications de l'état du sang qui ne tardent pas à déterminer la mort,

Ajoutons que les voies aériennes se comportent de même à l'égard de l'alcool, de l'éther, des huiles essentielles et de l'huile d'olive.

B. — Les matières en dissolution et les sels solubles s'absorbent aussi avec rapidité dans la trachée et les bronches. Magendie a constaté le fait depuis longtemps pour la strychnine et d'autres physiologistes pour plusieurs sels en dissolution,

« Nous avons injecté dans la trachée d'un cheval, dit Colin, et par une toute petite ouverture, 12 grammes d'extrait alcoolique de noix vomique en dissolution dans 200 grammes d'eau. En moins de dix minutes, l'animal tomba sur le sol et il mourut dix minutes après l'injection ».

Les solutions de sulfate de strychnine s'absorbent dans la trachée et les bronches avec une telle rapidité, qu'elles tuent les petite animaux d'une façon foudroyante. Un décigramme de ce sel dans 3 cmc. d'eau, injecté dans la trachée d'un lapin, a déterminé la chute après 17 secondes et la mort au bout d'une minute 15 secondes.

Si l'on injecte dans la trachée d'un cheval, une dissolution aqueuse de 50 grammes de cyanure de fer et de potassium, le sang tiré de la veine jugulaire contient ce sel dès la quatrième minute après l'injection.

Colin a injecté de la même manière dans la trachée d'un cheval, 200 grammes d'eau tiède tenant en dissolution 50 grammes de cyanure. Trois minutes et demie après, le sel se retrouvait dans le sang de la jugulaire, et huit minutes plus tard, il se montrait dans l'urine que l'on recueillait par un tube fixé à l'uretère droit attiré au dehors vers la partie supérieure du flanc, entre le psoas et le péritoine.

En ce qui concerne la pratique des injections trachéales, nous pouvons déduire de ce qui précède que la quantité relatiment minime d'huile injectée quotidiennement (10 cent. cubes en moyenne) est rapidement résorbée par les muqueuses trachéale et bronchique sur lesquelles elle s'étale; car nous pensons que l'huile médicamenteuse descend le long de ces canaux, les lubrifie et s'y épuise, sans pénétrer ni dans les petites bronches ni dans les alvéoles.

L'action locale du liquide injecté s'exerce donc nettement sur la muqueuse trachéale et sur les premières bronches : action que nous avons mise à profit dans la trachéo-bronchite.

Cette action locale, forcément limitée, est peu importante en comparaison de l'action à distance exercée par les substances volatiles dissoutes dans l'huile d'olive. En effet, dés son irruption dans les voies aériennes, le liquide injecté s'étale sur ces premières voies qu'il parcourt lentement, il forme ainsi une large surface d'évaporation, soumise à un courant d'air incessant et dont s'échappent les vapeurs médicamenteuses. Celles-ci ne tardent pas à saturer complétement l'air intra-pulmonaire, qui léur sert de véhicule et va les porter à chaque inspiration jusque dans les derniers alvéoles du poumon. Il s'effectue ainsi une inhalation exceptionnellement intense dont le foyer se trouve au sein même des organes respiratoires.

Mais ce n'est pas tout. La résorption du liquide injecté est rapide ; elle est intégrale et les médicaments passent dans le sang, d'où ils s'éliminent en quatre ou cinq heures et par l'urine, dans laquelle on retrouve ces médicaments, et par la muqueuse pulmonaire, chargée de l'excrétion des substances volatiles contenues dans le sang, On voit donc qu'après une première imprégnation pulmonaire venant de l'extérieur, les substances médicamenteuses en exercent une seconde lors de leur élimination.

Ces faits expliquent comment l'haleine des patients reste chargée des odeurs médicamenteuses pendant quelques heures après l'injection, alors que la rapidité de résorption des substances injectées est attestée par l'analyse de l'urine. L'imprégnation pulmonaire est donc ainsi prolongée, puisque l'arrivée et la sortie des substances antiseptiques aboutissent au même résultat.

Ajoutons que pas plus que les organes respiratoires, les reins de nos malades n'ont souffert de l'administration même très prolongée de ce traitement ; et, même des malades albuminuriques auxquels nous l'avons appliqué pour des affections broncho-pulmonaires, s'en sont fort bien trouvés. Chez ces derniers cependant, nous n'avons employé que des solutions relativement faibles.

CHAPITRE II

———

Nature des substances injectées dans la trachée
Huiles essentielles, Iodoforme, Bromoforme, Gaïacol
Doses. — Eau oxygénée

Les auteurs que nous avons cités, ont tous employé dans le
traitement trachéal des maladies broncho-pulmonaires, les substances volatiles : on s'explique, par les développements précédents, les raisons de ce choix. Une seule exception est à noter :
Botey a injecté des solutions d'iodure de potassium et de
sublimé : il s'est beaucoup loué de ce traitement dans un cas
rebelle de laryngite syphilitique. La voie trachéale a été utile
dans ce cas, à notre avis, en raison de l'absorption totale et
intégrale du médicament, et probablement l'injection sous-
cutanée de sels mercuriels aurait rempli le même but.

Mais nous pensons que la voie trachéale doit être seulement
utilisée pour faire agir sur la muqueuse respiratoire, et d'une
manière particulièrement intensive, les substances volatiles qui
peuvent l'influencer. Le menthol et la créosote, substances précédemment injectées, rentrent donc dans ce cas.

Le menthol est extrait de l'essence de menthe : il ne nous

semble pas agir autrement que les huiles essentielles indiquées ci-après ; il a en outre le défaut d'être très irritant.

Il en est de même de la créosote à laquelle nous préférons le gaïacol, beaucoup mieux supporté par les malades.

Les médicaments que nous avons choisis sont volatils et nettement microbicides : ce sont les essences de thym, de cannelle, d'eucalyptus et de wintergreen, l'iodoforme, le bromoforme et le gaïacol. Nous devons exposer avec quelques détails les raisons de notre choix. Ces raisons sont de deux ordres : théoriques et cliniques.

Raisons théoriques. — Les huiles essentielles possèdent des propriétés anti-putrides et anti-fermentescibles connues dès la plus haute antiquité, Elles étaient utilisées par les Egyptiens pour la préparation des momies et pour la conservation des matières organiques.

De nos jours, leurs propriétés antiseptiques ont été mises en lumière par les microbiologistes.

En 1881, Jalan de la Croix, à la suite de très nombreuses expériences put déterminer la valeur précise d'un certain nombre de substances antiseptiques. Parmi ces dernières, il étudia les essences de thym, d'eucalyptus et de moutarde. Nous donnons ci-dessous un court extrait de ses résultats. Les chiffres indiquent en milligrammes la quantité d'antiseptique nécessaire et suffisante pour empêcher ou arrêter le développement des bactéries ou stériliser un litre de jus de viande rempli de bactéries.

ANTISEPTIQUES	DOSES QUI		DOSES QUI		DOSES QUI	
	em-pêchent	n'em-pêchent pas	arrêtent	n'arrêtent pas	stérilisent	ne stérilisent pas
Sublimé corrosif	40	20	170	154	80	66
Iode.................	200	150	546	500	2440	1916
Acide phénique......	1500	1000	45.450	23.810	376000	250000
Thymol.............	145	450	9175	4715	50000	27780
Essence de moutarde.	300	175	1690	1220	35700	25000
Essence d'eucalyptus.	71490	50000	8900	4800	«	171,500

On voit que les essences peuvent rivaliser de pouvoir anti-septique avec les substances les plus actives. En particulier, le thymol est doué d'un pouvoir bactéricide supérieur à celui de l'acide phénique. On a même songé à remplacer en théra peutique le phénol par le thymol, car ce dernier a l'avantage d'une odeur presque agréable (Bouillon et Paquet).

En 1888, Chamberland essaya l'action de 115 essences sur la vitalité de la bactéridie charbonneuse et 13 seulement ont per-mis à cette bactéridie de se développer.

En 1889, Cadéac et Albin Meunier ont constaté que les essen-ces de cannelle et de fenouil détruisent la virulence des bacil-les de la fièvre typhoïde et de la morve,

Enfin, de Freudenreich a étudié l'action des essences sur le bacille de la tuberculose : il plaçait des tubes de culture dans des bocaux contenant 20 gouttes d'essence, il fermait ces bocaux avec un bouchon de caoutchouc, et les maintenait à l'étuve pendant 20 jours. Il a constaté que les culture tubercu-leuses ne poussaient pas, ou étaient arrêtées en pleine germi-nation par les dix essences suivantes : canelle, wintergreen, romarin, menthe, origon, thym, géranium, lavande, angélique, eucalyptus. Les émanations de ces gouttes d'essences étaient donc suffisantes pour influencer énergiquement les cultures microbiennes.

Nous avons repris, avec l'aide de MM. Patrouillard et Midy, l'expérience de Freudenreich dans le but de la compléter. Nous avons traité par les émanations essentielles, une culture de tuberculose et nous avons procédé, au moyen de cette culture ainsi traitée, à des inoculations successives de cobayes. Nos expériences sont actuellement en cours : elles seront publiées ultérieurement. Nous pouvons dire aujourd'hui qu'elles sont confirmatives des idées de Freudenreich.

Malgré toutes ces données intéressantes, le pouvoir antiseptique des essences n'a été que peu utilisé. Nous allons passer en revue les différents essais qui ont été tentés : ce sont les *raisons cliniques* de notre choix des huiles essentielles dans le traitement trachéal des affections broncho-pulmonaires.

Nous devons d'abord citer les fort intéressants essais de Gosselin et Bergeron, sur la valeur de l'essence de Wintergreen, au point de vue du traitement des plaies.

En 1880, ces auteurs, comparant la valeur thérapeutique d'un certain nombre de substances dont les propriétés antiseptiques se manifestent au contact et à distance (alcool pur, eau-de-vie camphrée, baume du commandeur, teinture d'iode, préparations phéniquées), ont reconnu que les unes étaient irritantes, caustiques mêmes, et parfois toxiques après absorption ; que les autres avaient une odeur forte et présentaient de multiples inconvénients (prix élevé, etc.). Aussi, ont-ils eu l'idée d'appliquer au pansement des plaies, l'huile de gaulthérie (essence de wintergreen), qui leur a paru avoir la même action antiseptique que les autres agents, sans en avoir les inconvénients.

D'un autre côté, en raison de leur valeur antiseptique et de la propriété qu'elles ont de s'éliminer par la voie respiratoire, il était tout naturel de supposer, dit Marfan, que les essences peuvent avoir une action favorable sur la tuberculose du poumon.

Les essences ne peuvent guère être administrées par la voie gastrique ; elles sont, en général, mal tolérées par l'estomac. C'est surtout par la voie sous-cutanée ou par les inhalations, qu'on les a fait absorber.

Roussel (de Genève) a préconisé les injections sous-cutanées d'eucalyptol ; la dose journalière doit être de 0,25 à 0,50 de substance active ; le même auteur ordonne l'essence d'eucalyptus en inhalations de vapeur sèche.

Berlioz (de Grenoble), a essayé les injections sous-cutanées de thymol.

Alexander, Huchard et Faure-Miller ont retiré d'assez bons effets des injections sous-cutanées d'huile camphrée au 1/10 ou au 1/4.

On a utilisé bien davantage les essences en inhalations. L'essence d'eucalyptus a été conseillée aux phtisiques en 1871, par Gimbert, puis abandonnée.

En 1882, Kazowski pulvérisait dans la chambre des tuberculeux une solution alcoolique d'essence d'eucalyptus : il faisait aussi inhaler une mélange d'une partie de benzine et de quatre parties d'essence de térébenthine.

« Depuis deux ans, dit Daremberg, quand un phtisique crache difficilement, ou expectore des crachats fétides, on est en pleine période de fonte tuberculeuse, je fais évaporer dans sa chambre de l'eau dans laquelle je fais ajouter quelques gouttes d'essence de cannelle. Je crois pouvoir dire que j'ai obtenu ainsi de bons résultats ; la fonte tuberculeuse aboutit à la caverne sans grande fièvre et sans phénomènes sensibles d'intoxication putride. »

Delthil introduit dans un flacon inhalateur de la capacité d'un litre, le liquide suivant :

Essence de térébenthine..........	350 gr.
Essence d'aspic..................	100 gr.
Iodoforme ou iodol..............	8 à 10 gr.
Ether sulfurique	20 gr.

Il conseille au malade de faire plusieurs inhalations par jour. Chaque séance devant durer 15 à 20 minutes.

En 1890, Onimus proposa de faire respirer aux phtisiques des essences évaporées sur de la mousse de platine incandescente : il a obtenu ainsi la suppression de la mauvaise odeur des crachats chez plusieurs phtisiques, porteurs de grandes cavernes. Il emploie surtout l'essence de thym.

L. Braddon a employé les inhalations d'essence de menthe ; Rosenberg a préconisé le menthol.

II

On voit que de nombreux médecins ont fondé un grand espoir sur les propriétés des essences ; la plupart ont eu à se louer de leur emploi dans la tuberculose.

Nous avons repris ces essais, mais dans des circonstances bien plus favorables. D'après ce que nous avons dit, on peut considérer l'injection trachéale comme présentant à la fois les avantages de l'injection sous-cutanée et de l'inhalation : en effet, les substances injectées sont absorbées intégralement, et, d'autre part, l'inhalation des essences déposées au sein des organes respiratoires, s'effectue d'une manière particulièrement intense.

Nous avons choisi parmi les dix essences expérimentées par de Freudenreich, les quatre essences suivantes :

> Essence de thym.
> Essence d'eucalyptus.
> Essence de cannelle.
> Essence de wintergreen.

Voici la raison de ce choix. Une seule des dix essences expérimentées aurait pu suffire ; mais l'on sait que le mélange de plusieurs corps antiseptiques accroît l'action microbicide de chaque substance. D'autre part, ne pouvant pas adopter les dix essences, notre choix a dû se borner. Disons en passant, que nous ne prétendions pas reproduire dans l'intérieur du poumon l'action si puissante observée *in vitro* par les microbiologistes ; mais nous pensions pouvoir atteindre les microbes placés en dehors du parenchyme, à la surface de la muqueuse respiratoire, partout où pénètre l'air, puisque l'air devenait, à proprement parler, le véhicule des médicaments ; sans préjudice de l'action exercée par les essences lors de leur élimination par les organes respiratoires.

Nous avons donc choisi l'essence de thym, en raison de son grand pouvoir bactéricide, dont Onimus avait eu préeédemment à se louer. L'essence d'eucalyptus a toujours été réputée pour son action élective sur la muqueuse broncho-pulmonaire ; l'essence de cannelle est grandement recommandée par Daremberg ; enfin, l'essence de wintergreen présente une particularité intéressante ; c'est qu'elle contient 9/10 de salicylate de méthyle ; or, cette substance est anthithermique.

III

Il est nécessaire maintenant d'entrer dans quelques détails sur la nature et la matière médicale des quatre essences que nous avons choisies.

Essence de thym. — Le thym est une plante vivace de la famille des salicées ; il croît dans le midi de la France et dans le sud-est de l'Europe (*thymus vulgaris*).

Les propriétés du thym doivent être attribuées tout entières à l'huile essentielle sécrétée par les glandes des feuilles, du calice et des parties vertes des jeunes sommités. L'extraction en est surtout pratiquée dans le midi de la France, au printemps et à l'automne. Les sommités récentes sont placées dans un bain-marie en toile métallique, qui est plongé dans le cucurbite d'un alambic contenant de l'eau en dissolution. On distille tant qu'il passe de l'huile essentielle qu'on reçoit dans un récipient florentin. L'essence recueillie avec une pipette est abandonnée au repos et filtrée au papier. Le produit est ordinairement coloré en brun foncé ; mais on peut l'obtenir incolore par une nouvelle distillation, en prenant la précaution de le maintenir à l'abri de l'air et de la lumière.

L'essence de thym est constituée par le mélange de deux hydrocarbures, le *thymène* $C^{10} H^{10}$, le *cymène* $C^{10} H^{14}$ et d'un phénol le *thymol ou acide thymique* $C^{10} H^{14} O$. Ce phénol constitue environ la moitié de l'essence de thym au sein de laquelle il se dépose quelquefois, surtout par l'effet d'un refroidissement prolongé, sous la forme de prismes obliques assez volumineux. L'acide thymique possède les qualités chimiques et thérapeutiques de l'acide phénique.

Les propriétés physiologiques de l'essence de thym administrée à l'intérieur, ont été étudiées par Campardon, qui a constaté les effets suivants produits par l'injection quotidienne de 20 à 80 centigrammes.

Du quatrième au huitième jour, le pouls devient plus plein, plus large ; le sujet éprouve une augmentation très appréciable des forces ; il se sent plus gai, son moral se relève, l'appétit s'accroît, la digestion se fait rapidement ; les règles qui, chez certaines femmes, traînent huit à dix jours, reviennent à leur durée normale, sont moins aqueuses : le sang est plus rouge. Les urines sont plus abondantes et ont une odeur de violette.

Essence d'Eucalyptus. — L'Eucalyptus globulus (myrtacées), est un grand arbre des forêts de l'Australie et de la Tasmanie, remarquable par la rapidité de sa croissance, l'aspect tout particulier de son feuillage et la beauté de son bois fin et incorruptible. Ce sont les feuilles qu'on utilise : elles contiennent une huile essentielle, une matière résineuse et un principe amer neutre. L'essence liquide, légèrement verdâtre, d'odeur pénétrante et aromatique, donne par distillation vers 175°, une essence oxygénée, l'eucalyptol $C^{24} H^{20} O^2$.

A la dose de 10 à 20 gouttes, l'essence a une action très manifeste sur les fonctions nerveuses : l'intelligence est plus active, le travail plus facile, le sommeil s'établit promptement et est réparateur (Gubler).

De plus, les préparations d'eucalyptus sont susceptibles de guérir certaines formes de fièvres palustres.

L'eucalyptus a été employé dans un grand nombre de maladies, en qualité de balsamique, d'excitant, de diffusible, d'antiseptique : ses préparations réussissent très bien dans les catarrhes pulmonaires chroniques, en raison de ce fait que l'essence est éliminée par les poumons à un degré assez élevé. De plus, l'action stimulante et astringente des préparations d'eucalyptus, est utile contre certains états dyspeptiques caractérisés par la lenteur des digestions, par une anorexie persistante et dans le catarrhe simple de l'estomac.

Essence de cannelle. — L'essence usitée en thérapeutique est extraite des cannelles formées par la famille des laurinées. — La cannelle la plus ordinaire est celle de Ceylan et de Cayenne.

Le cannelier (*cinnamomum zeylanicum*), est l'arbre qui donne la cannelle de Ceylan. On enlève l'écorce avec un instrument tranchant ; on la roule en tubes, on la fait sécher et on la livre au commerce. On la trouve donc sous forme de tuyaux, de diamètres divers, emboités les uns dans les autres, plus ou moins longs, plus ou moins roulés. Ces petits tuyaux sont minces comme du papier, de couleur jaune rougeâtre, leur texture est fibreuse et cassante.

La cannelle de Chine (*cinnamomum cassia*) est aussi employée.

Comme peut-être tous les agents de la matière médicale, les cannelles ont été vantées dans toutes les maladies ; puis après avoir été réduit à ne les regarder que comme des toniques stimulants, on les a vu céder le pas au quinquina et au fer. Cependant la teinture de cannelle est encore prescrite assez souvent comme excitante et tonique.

C'est en vertu de cette propriété que nous avons adopté l'essence de cannelle dont l'odeur, d'autre part, est assez agréable.

Essence de Wintergreen. — Encore appelée essence de gaulthérie. — Le gaulthérie est un très petit arbrisseau, originaire du Canada et de la Virginie.

L'essence de wintergreen est un liquide incolore prenant une teinte rouge par son exposition prolongée à l'air, d'odeur agréable, de saveur aromatique, bouillant à 223°7, plus lourde que l'eau et que toutes les autres essences (1,1969), à peine soluble dans l'eau, très soluble dans l'éther et l'alcool à 86°, un peu moins dans l'alcool plus étendu, très soluble dans l'huile d'olive.

Cahours a montré que cette essence est un salicylate de méthyle (acide méthylsalicylique ou gaulthérique) et d'un hydrocarbure auquel il a donné le nom de *gaulthcrilène*. On sépare ces deux corps en distillant l'essence, redistillant le produit et recueillant ce qui passe à 222°.

Nous avons cité plus haut les expériences cliniques qui ont permis à Gosselin et Bergeron, de classer l'essence de wintergreen, parmi les meilleurs antiseptiques à employer pour panser les plaies.

Plus récemment, Cassamayer (de Brooklyn), se fondant sur la grande proportion de salicylate de méthyle que renferme l'huile de gaultérie, a eu l'idée d'employer celle-ci dans le *rhumatisme articulaire* en qualité de médicament salicylé. Kinnicutt (de New-York), a administré cette huile à la dose de 15 à 20 gouttes dans 60 grammes d'eau, dans un certain nombre de cas de rhumatisme aigu et subaigu, et atoujours vu la durée de la fièvre et des douleurs articulaires diminuée ; il n'a jamais observé de phénomène d'intolérance gastrique, ni d'intoxication, les bourdonnements d'oreilles ont été rares. Enfin il a constaté que l'huile essentielle est rapidement éliminée par les urines, ainsi que l'indique l'odeur prise par l'urine et la coloration violette produite dans ce liquide par l'addition du perchlorure de fer.

Le Dr Seelye (de New-York), a également employé l'essence de wintergreen, dans les cas de rhumatisme où l'acide salicylique et les salicylates étaient impuissants ; il aurait obtenu des résultats excellents. Ses recherches ont été confirmées par Rossback et Senator qui trouvent ce produit aussi actif et aussi énergique que l'acide salicylique.

Nous fondant sur ces résultats, nous avons adopté l'essence de wintergreen en injection trachéale chez nos tuberculeux, lorsqu'ils ont de la fièvre. L'acide salicylique comme antithermiques dans la tuberculose n'a-t-il pas été spécialement recommandé par Jaccoud? Et comme d'un autre côté, l'essence de wintergreen est une des dix essences expérimentées par de Freudenrich, nous utilisons du même coup toutes ses propriétés.

IV

Dans le traitement de la tuberculose, nous adjoignons le plus souvent aux huiles essentielles, un médicament précieux dont on n'a certes pas tiré tout ce qu'il pouvait donner : l'iodoforme.

Ce médicament fut préconisé par Righini (1852), puis par Moleschott. Ayant observé qu'une partie de l'iodoforme s'élimine sans changement par la surface pulmonaire, le professeur Semmola, s'était proposé, en administrant l'iodoforme, d'agir à la fois sur le processus local et sur la constitution générale du sujet. Au congrès international d'Amsterdam (1879), il annonçait les résultats favorables et encourageants de ses recherches dans les conclusions suivantes : l'iodoforme donné en pilules par doses fractionnées depuis 5 centigrammes jusqu'à 40 à 50 centigrammes dans les vingt-quatre heures, suivant la tolérance des organes digestifs et du système nerveux, amène : 1° la diminution quelquefois très rapide des produits expectorés et de la toux, qui cesse d'être quinteuse, probablement par le fait d'une anesthésie locale ; 2° la désinfection des produits accumulés dans les bronches et dans les cavernes ; 3° la diminution progressive de la fièvre due en grande partie, selon l'auteur, à la désinfection, par l'iodoforme, des matières putrides absorbées par les foyers du ramollissement ; 4° des modifications favorables dans les lésions pulmonaires ; 5° l'amélioration de l'état général.

Chiamarelli (1882) confirma ces résultats favorables : il prescrivait l'iodoforme pendant assez longtemps, mais il employait des doses moins élevées que Semmola, 5 à 10 centigrammes, dans la crainte de l'intolérance gastrique.

Plusieurs auteurs (Rummo, Sormani, Jacobelli) employèrent les inhalations d'iodoforme dissous dans l'essence de térébenthine et rapportèrent des résultats favorables.

Enfin l'iodoforme a été souvent administré en injections sous-cutanées, dissous dans l'huile ou la vaseline liquide.

Cet emploi répété de l'iodoforme dans la phtisie est basé sur les propriétés bactéricides de cette substance. Les expériences de Bruns et Andrassy, sont sous ce rapport, bien démonstratives, disent Hérard, Cornil et Hanot. Dans huit cas d'abcès froids traités par les injections d'iodoforme, on a constaté, après extirpation de la paroi de l'abcès, que, quelques semaines après l'injection, les bacilles avaient complètement disparu ; le dépôt tuberculeux avait subi une fonte progressive pour se mêler au contenu de l'abcès ct à sa place se formaient des granulations de bonne nature.

Dans un autre ordre d'idées, les faits publiés par Gosselin (de Caen), ne sont pas moins significatifs. Dans une première série d'expériences, Gosselin soumet des lapins et des cobayes à l'injection quotidienne de trois gouttes d'une solution éthérée d'iodoforme à 10 p. 100. Au bout de quelque temps, il inocule la tuberculose à ces animaux et il constate que l'évaluation des lésions tuberculeuses est notablement retardée.

Dans une deuxième série d'expériences, aussitôt après l'inoculation des matières tuberculeuses, on injecte chaque jour à des lapins et à des cobayes, deux à trois gouttes d'éther iodoformé, en diminuant graduellement la dose de manière à imprégner l'organisme au maximun compatible avec la vie. Sacrifiés après 95 jours de traitement, alors que des animaux témoins non soumis à l'iodoforme, mouraient de tuberculose du 30ᵉ au 48ᵉ jour, les lapins et les cobayes ne présentaient aucune trace de tubercules, en même temps que, pendant la vie, ils n'avaient éprouvé aucun accident imputable à l'infection tuberculeuse. Le résultat est le même si l'iodoforme est injecté 10 à 12 jours après l'inoculation, à la condition toutefois que les lésions ne soient pas trop avancées.

« Ces faits, disent Hérard, Cornil et Hanot, nous paraissent démontrer d'une façon indiscutable que, sous l'influence de l'iodoforme, les bacilles n'évoluent pas. Ils ne sont pas tués, puisque, si l'on cesse le traitement, la tuberculose reprend sa marche. L'organisme est en quelque sorte stérilisé ; tant que les tissus sont imprégnés d'iodoforme dans une certaine mesure, les bacilles sont inoffensifs, et ainsi qu'en fait la remarque le savant professeur de Caen, n'est-il pas à espérer que ce n'est pas impunément pour leur vitalité qu'on arrête leur développement pendant un aussi long temps ? »

L'iodoforme paraît donc être un médicament utile aux tuberculeux, à condition que son mode d'administration soit satisfaisant : car l'usage de ce médicament doit pouvoir être prolongé à dose suffisante. Or, l'ingestion de l'iodoforme amène le plus souvent des troubles gastriques : « plusieurs fois, dit Daremberg' ce médicament a provoqué des troubles gastriques qui m'ont obligé d'en arrêter l'usage. » D'autre part, on a vu plus haut que Chiamarelli a dû abaisser, chez ces malades, la dose quotidienne conseillée par Semmola, puisqu'il l'a portée de 50 centigrammes à 5 ou 10 centigrammes.

Pour obvier à ces graves inconvénients, on a administré l'iodoforme en inhalations — dissous dans l'essence de térébenthine, — mais, pour nous, l'inhalation est un médiocre mode thérapeutique, car les substances inhalées ne pénètrent qu'assez peu dans les poumons, sans que d'ailleurs on puisse exactement déterminer les doses absorbées. Quant aux injections hypodermiques, elles sont bien plus douloureuses que les injections, trachéales, sans avoir leur action topique et énergique.

Ici encore, l'injection trachéale nous parait donc un mode d'administration très supérieur aux modes précédents. En effet, dans notre pratique la dose injectée chaque jour et de 50 à 60 centigrammes, car nous employons une solution de 5 grammes d'iodoforme dans 100 cent. cubes d'huile d'olive ; cette dose d'iodoforme est soluble dans l'huile grâce à la présence des essences dont elle semble adoucir la causticité.

Cette injection, fort bien supportée, peut être pratiquée chaque jour pendant un mois et plus sans inconvénient. Nous pensons de plus que, par ce mode d'administration, l'iodoforme développe son maximum d'action. En qualité de substance volatile, dont la volatilisation est hâtée et augmentée par la présence des essences dans la solution, il se répand rapidement sur la totalité de la surface pulmonnaire, et, rapidement résorbé, il est éliminé par les poumons qu'il imprègne de nouveau.

La projection de ce mélange d'essences et d'iodoforme au sein des organes respiratoires, n'est-elle pas comparable à l'injection de l'éther iodoformé dans l'intérieur d'un abcès froid ?

Nous avons encore employé le bromoforme, comme sédatif de la toux ; nous avons eu à nous en louer. Malheureusement, ce médicament est irritant et ne peut être employé en injection trachéale qu'à la dose de 0,06 p. 100.

·Enfin, nous n'avons pas voulu renoncer à la créosote, déjà employée par nos devanciers, et d'ailleurs universellement esti-mée dans le traitement de la tuberculose, mais nous avons pré-féré l'usage du gaïacol, beaucoup mieux supporté par les mala-des et qui n'est en somme que la créosote débarrassée d'une partie de ses composés irritants.

V

Après avoir fixé notre choix, il nous restait à déterminer deux points importants :

1° L'injection trachéale ainsi composée, n'est-elle pas nocive ?

2° Quelle dose de médicaments peut-on employer ?

Nous avons résolu ces questions à l'aide d'expériences sur les animaux, et nous sommes heureux d'adresser ici nos meilleurs remerciements à M. le Prof^r Dastre, pour l'accueil bienveillant qu'il nous a fait dans son laboratoire.

Nous avons expérimenté sur deux chiens de forte taille. Ces animaux, préalablement engourdis au moyen d'une injection de morphine, étaient fixés dans la situation verticale, la gueule ouverte et la langue maintenus hors de la gueule. Muni d'un miroir frontal, nous pratiquions chez eux l'examen laryngosco-pique, comme chez l'homme, et sous le contrôle du miroir, nous vidions dans leur trachée, le contenu de notre seringue.

Nous avons expérimenté chez eux les dix essences indiquées plus haut dans une solution huileuse ainsi titrée :

Essence............................. 3 gr.
Huile d'olive stérilisée............... 20 gr.

Nos animaux supportaient parfaitement ces injections.

Nous avons ensuite expérimenté aux mêmes doses l'iodoforme et l'aristol, puis le bromoforme en solution à 0,06 p. cent. Nous avons injecté encore l'essence de térébenthine au vingtième, mais cette dernière essence, bien plus caustique que les précédentes, a été mal tolérée par un de nos chiens ; l'autre n'en a pas été incommodé.

Nous étions dès lors autorisé à injecter à l'homme toute les substances que les chiens avaient bien supportées. Nous nous sommes vite rendu compte que l'homme n'est nullement incommodé par les injections trachéales contenant les substances ci-dessus énumérées.

A l'exemple de nos devanciers, nous avons adopté l'huile d'olive stérilisée comme excipient pour trois raisons : l'huile est très bien supportée, elle atténue la causticité des essences, et enfin, c'est un aliment que nous pouvons faire absorber aux malades à raison de 10 à 12 cc. par jour.

Voici les formules que nous employons. Dans la première séance, nous injectons une seringue de la solution suivante :

Essence d'eucalyptus .... 2 gr.
Huile d'olive stérilisée.............. 100 cc.

Cette solution qui est fort douce, nous permet de juger de la sensibilité trachéale du sujet ; jamais cette injection n'est irritante. A la seconde ou troisième séance, nous passons à la solution suivante, à raison de deux seringues consécutives :

Essence d'eucalyptus .... 5 à 15 gr.
Huile d'olive stérilisée.............. 100 cc.

Nous nous bornons à cette formule dans la plupart des cas de trachéite ou de bronchite simple, en portant la dose quotidienne à trois ou quatre seringues consécutives. Mais chez les tuberculeux et quelquefois dans lés bronchites, nous forçons la dose d'essence. Nous avons alors à notre disposition deux flacons, l'un contenant :

    Huile d'olive stérilisée .... 100 cc.

et le second contenant :

    Essence de thym .... 5 gr.
    Essence d'eucalyptus................ 5 gr.
    Essence de cannelle................. 5 gr.
    Huile d'olive stérilisée.............. 100 cc.

Nous mélangeons d'abord, dans un petit verre, la solution d'essences avec l'huile, en la coupant progressivement des deux tiers, de moitié, d'un tiers ; en dernier lieu — généralement à la huitième ou dixième séance — nous pouvons l'injecter pure sans inconvénient. Si le patient accuse un peu d'irritation trachéale, nous augmentons la quantité d'huile destinée à diluer la solution médicamenteuse. La dose quotidenne est de quatre seringues consécutives, ce qui, en admettant que les quatre injections soient correctement lancées, représentent pour 12 cc. de solution :

    Essence de thym..................... 0,60
    Essence de cannelle................. 0,60
    Essence d'eucalyptus................ 0,60

Tel est le traitement que nous appliquons le plus souvent ; mais, suivant les cas, nous ajoutons à la formule précédente :

    Iodoforme........................... 5 gr.
    Gaiacol............................. 5 gr.

L'iodoforme est soluble à cette dose, grâce aux essences, parmi lesquelles d'ailleurs, nous pouvons ranger le gaiacol. Pour combattre la toux, nous nous sommes bien trouvé de l'emploi du bromoforme, à la dose de 0,06 cc. p. cent d'huile, en sus des substances précédentes. Le bromoforme est irritant et ne peut être employé qu'à cette faible dose.

Enfin, dans les cas de fièvre, nous ajoutons à la formule primitive 5 gr. d'essence de wintergreen soit :

Essence de thym......................	5 gr.
Essence d'eucalyptus.................	5 gr.
Essence de cannelle... ·...............	5 gr.
Essence de wintergreen...............	5 gr.
Huile d'olive stérilisée...............	100 gr.

ou, pour augmenter la quantité d'essence de wintergreen, nous injectons la formule suivante, que nous employons d'abord coupée de moitié d'huile pure, puis telle quelle :

Essence de wintergreen	20 gr.
Huile d'olive stérilisée...............	100 cc.

soit 2,40 d'essence pour quatre seringues injectées par jour.

VI

Nous avons eu l'idée d'utiliser la faculté d'absorption des muqueuses broncho-pulmonaires pour administrer aux patients de l'oxygène par injection trachéale d'eau oxygénée.

L'idée de faire absorber de l'oxygène pur aux malades, a paru fort séduisante. N'est-ce pas en réalité un des toniques le plus précieux pour les organismes déprimés, soit que cette dépression reconnaisse une cause générale, soit qu'elle procède d'une insuffisance respiratoire ?

Le moyen employé pour administrer l'oxygène est l'inhalation. Le gaz est emmagasiné dans un ballon de caoutchouc muni d'un tube de dégagement, par lequel le patient aspire l'oxygène. Pour que cette inhalation soit bien faite, il faut, d'une part, que la force inspiratoire du malade soit suffisante ; il faut, d'autre part, que le dégagement du gaz soit assez facile. Or, il s'en faut que ces deux conditions soient toujours remplies. La plupart du temps les malades affaiblis, n'ont pas assez de vigueur pour inhaler le gaz comme il conviendrait. D'un autre côté, les appareils les plus usités sont munis d'un tube de dégagement remarquablement étroit, du calibre d'un porte-cigare environ ; comme pour ajouter encore au travail aspirateur du malade, le gaz passe, avant d'arriver à sa bouche, par un flacon laveur, et l'effort du malade doit vaincre et la pression atmosphérique et l'étroitesse du tube de dégagement, et la résistance du liquide laveur. Si les infirmiers n'exerçaient pas, d'habitude, une pression avec les mains sur le sac pour l'exprimer, le volume de gaz inhalé par le patient serait presque toujours des plus minimes, au prix d'efforts qui sont loin d'être inoffensifs.

Nous avons donc pensé à injecter dans la trachée, de l'eau oxygénée (bioxyde d'hydrogène). Après de multiples essais sur les chiens, nous nous sommes rendu compte que cette substance, chimiquement pure, peut être injectée sans inconvénient, à la dose de 15 ou 20 cc. à des chiens de 20 à 25 kilogrammes. L'opération peut être répétée chaque jour sans aucun dommage.

Fort de cette expérience, nous avons appliqué ce traitement à l'homme. Nous procédons à cette injection de la même manière que pour les injections d'huiles essentielles. L'eau oxygénée, à 20 volumes, est lancée coup sur coup, à raison de trois ou quatre seringues par séance. On peut répéter cette opération une seconde fois dans la journée ; on injecte ainsi la valeur de 300 à 400 cc. d'oxygène. L'irruption de l'eau oxygénée dans la trachée ne donne lieu, la plupart du temps, à aucune sensation; quelquefois, les sujets un peu sensibles ressentent un certain picotement, dû au dégagement de l'oxygène. Pour éprouver cette sensibilité, il est bon, dans la première séance, de couper l'eau oxygénée d'environ une fois son volume d'eau distillée.

Enfin, l'ean oxygénée doit être livrée au médecin dans des flacons de 15 à 20 grammes, car, dans un flacon débouché et en vidange, la teneur de ce produit diminuerait très notablement, et l'oxygène se dégagerait au contact de l'air. Pour la même raison, la préparation de ce produit doit être, autant que possible, extemporanée.

CHAPITRE III

Résultats cliniques du Traitement

Nous devons maintenant énoncer les résultats dus au traitement intra-trachéal d'huiles essentielles, d'iodoforme et de
gaïacol. Nous exposerons ensuite ce que nous avons obtenu
des injections trachéales d'eau oxygénée.

Notre expérience, à l'heure actuelle, est basée sur 50 observations concernant 44 tuberculeux et 6 non tuberculeux ; c'est de
l'examen suivi de ces malades que nous avons pu déduire les
conclusions que nous allons présenter méthodiquement.

I

La première de ces conclusions — et l'une des plus importantes, — est l'innocuité absolue du traitement trachéal. En aucun
cas, appliqué comme il convient, ce traitement n'a produit de
mauvais effet. L'injection a toujours été parfaitement supportée,
même par les malades les plus cachectiques. D'autre part, même
prolongée, la méthode n'a jamais eu aucun inconvénient : nous
avons fait à certains malades des injections trachéales quoti-

diennes pendant trois mois et plus, sans constater aucun signe d'intolérance locale ou générale. Si le tube digestif, en raison de sa sensibilité, ne semble pas fait pour recevoir les médicaments, en revanche, par son inépuisable facilité d'absorption, la muqueuse respiratoire semble être la voie d'élection par laquelle ces substances doivent être introduites dans l'économie.

Nous affirmons donc que jamais les organes respiratoires, dont la muqueuse est si délicate, n'ont eu à souffrir du contact quotidien de nos solutions, pourtant un peu caustiques. Nous devons, à ce sujet, insister sur un fait intéressant et singulier. Aucun de nos 44 tuberculeux n'a présenté de laryngite bacillaire, quoique leur larynx ait été soumis tous les jours au passage des injections. Ceci prouve d'abord que le larynx n'a réellement pas à souffrir de ce traitement direct. Mais cette constatation nous amène à soulever une question bien importante. On sait combien est fréquente la laryngite tuberculeuse et combien cette terrible affection frappe de phtisiques. Les statistiques sont très variables à ce sujet, suivant que l'observateur fonde sa statistique sur l'examen des cadavres ou sur celui des vivants : en effet, chez ces derniers seuls, peuvent être relevés les cas de catarrhe simple, d'anémie, des parésie, etc. Si nous n'envisageons que les statistiques se rapportant aux autopsies, nous relevons les chiffres suivants ; Willigk, sur 1317 autopsies de tuberculeux, a trouvé 237 affections du larynx, soit 17,99 p. 100 ; Heinze en a trouvé 276 sur 1226 cas, soit 22,51 p. 100.

On voit que ces chiffres sont très supérieurs à notre propre statistique, puisque nous ne mentionnons pas un seul cas de laryngite chez 44 tuberculeux à tous les degrés, suivis pendant une période de six semaines à un an.

Cette constatation nous a amené à penser que l'injection antiseptique quotidienne, non seulement ne cause aucune irritation à la muqueuse du larynx, mais encore exerce vis-à-vis d'elle une sorte de protection, en la lubrifiant et en la pansant, si l'on peut dire. Notre expérience comporte certainement un trop petit nombre de faits pour que nous puissions établir fermement cette déduction ; mais si une observation ultérieure et prolongée venait la corroborer, cette sorte de prophylaxie de la laryngite chez les tuberculeux aurait une réelle importance, si l'on songe combien est fréquente et redoutable cette affection et combien la thérapeutique est désarmée à son égard.

Avant d'entrer dans le détail de nos résultats cliniques, nous devons encore faire remarquer la rapidité et la puissance d'action de notre traitement, qualités dues à l'absorption directe et intégrale des substances injectées.

En effet, aprè trois ou quatre injections, quelquefois même après la première séance, on constate une atténuation très nette des symptômes : la toux diminue, l'expectoration est plus facile, l'appétit se développe, l'état général s'améliore. Mais ce traitement, comme tous les autres, se montre plus ou moins puissant, suivant que le malade présente un terrain résistant ou au contraire favorable à l'extension de la maladie.

On a dit avec raison que les tuberculeux peuvent être divisés en deux catégories ; ceux qui ont de la fièvre et ceux qui n'en ont pas ; l'absence de fièvre indique une marche de beaucoup plus lente et plus bénigne de l'affection.

Nos meilleurs résultats ont été naturellement obtenus chez les malades apyrétiques : chez ceux-ci, nous appliquons notre traitement trachéal pendant un mois, et le plus souvent, après ce temps, nous pouvons le suspendre et livrer les malades à eux-mêmes, tout en les munissant de minutieux conseils quant à leur hygiène et à leur manière de vivre. En effet, chez un grand nombre d'entre eux, la toux et l'expectoration ont cessé complétement ou considérablement diminué, l'appétit a reparu, l'état général est satisfaisant ; les lésions régressent ou paraissent arrètées. En cas de retour d'un symptôme morbide, le traitement est repris.

Mais il est d'autres malades dont l'intoxication bacillaire sem-ble plus profonde, chez eux les lésions sont graves et étendues, la fièvre est constante ; alors l'ambition du médecin est forcé-ment plus limitée que dans le cas précédent. Notre traitement a exercé dans ces cas une action bienfaisante, analogue à l'in-fluence exposée ci-dessus, mais à un moindre degré. Alors, le traitement après une durée d'un mois, est interrompu quinze jours, puis repris, par périodes successives. On verra pourtant que dans quelques cas de la seconde catégorie, le traitement tra-chéal s'est montré d'une certaine puissance en abaissant ou en supprimant la fièvre, grâce à la désinfection pulmonaire exercée par lui.

Ajoutons enfin que la médication trachéale ne représente pas à elle seule tout le traitement de la phtisie, qui doit être com-plété par les règles diététiques habituelles.

II

Les résultats généraux du traitement peuvent être classés en deux rubriques sous lesquelles nous les rangerons dans un ordre méthodique : ces rubriques se rapportent aux deux particularités capitales du traitement ; l'ingestion non stomacale des médica-ments ; leur action locale.

A. Ingestion non stomacale des médicaments. — Cette particu-larité du traitement trachéal implique le maintien et souvent le retour des fonctions digestives.

En effet, nous avons vu d'assez nombreux malades qui avaient été auparavant soumis à des traitements gastriques variés (créo-sote, tannin, huile de foie de morue, arsenic, etc.). Chez eux, ces médications prolongées avaient produit une véritable dys-pepsie médicamenteuse avec dégoût des aliments, perte de l'ap-pétit et quelquefois intolérance absolue de l'estomac.

Chez ces malades, la suspension de tout traitement gastrique était déjà un bienfait. Sous l'influence du repos, l'estomac surmené reprenait peu à peu ses fonctions, et nous avions la satisfaction de voir renaître l'appétit chez des sujets pour qui, auparavant, un repas était un supplice, et qui, d'ailleurs, vomissaient presque tous leurs aliments.

Mais même chez des tuberculeux, dont l'estomac est sain, il peut y avoir anorexie; or, un des premiers résultats du traitement par les essences, est de développer l'appétit. Cette action est complexe : nous pouvons l'attribuer, pour une certaine mesure, à l'action des huiles essentielles auxquelles tous les auteurs reconnaissent des propriétés apéritives. D'autre part, ces médicaments, en contact avec la muqueuse respiratoire, produisent, comme nous le verrons, une véritable désinfection broncho-pulmonaire. La résorption des toxines diverses diminuant, l'état général se relève et l'appétit reparaît. Cette action s'exerce d'ailleurs sur la totalité du tube digestif. Nous pouvons ici citer le cas d'un de nos malades au troisième degré, presque cachectique, chez lequel l'appétit était nul et qui était atteint d'une diarrhée constante, qu'aucun médicament n'avait pu enrayer. Chez ce malade, le traitement trachéal fit cesser la diarrhée au bout de trois séances, tandis que l'appétit renaissait. L'appétit fut régulier jusqu'aux derniers jours.

Autre fait à rapprocher du précédent : une femme de 25 ans, phtisique au troisième degré, devait, avant notre traitement, choisir avec soin ses aliments : elle mangeait fort peu, et, cependant, chaque jour, elle était prise de douleurs d'estomac, de vomissements et souvent de diarrhée. La suppression du traitement gastrique antérieur, et l'application du traitement trachéal suffit à rendre l'état normal au tube digestif et à permettre à cette malade une alimentation suffisante.

On comprend aisément que les faits précédents ont une grande influence sur l'état général des malades, en dehors de l'action tonique reconnue des essences. En peu de jours, les sujets se sentent plus alertes, plus forts, leur état moral s'améliore, ils reprennent courage, ils ont la force et le besoin de prendre un exercice salutaire, de marcher au grand air ; les sueurs nocturnes diminuent et cessent,

Ce changement d'existence retentit vite sur le poids du corps.

Voici quelques augmentations de ce poids prises dans nos notes :

Mme G..., 24 ans, tuberculose au 1er degré, traitée du 10 avril au 30 mai ; augmentation du poids : 2 kilog. 300.

K..., 34 ans, tuberculose au 1er degré, traité du 15 mai au 10 juin ; augmentation du poids : 2 kilog.

Mme L..., 34 ans, tuberculose au 1er degré, traitée du 23 mai au 21 juin ; augmentation du poids : 2 kilog.

Mme J..., 25 ans, tuberculose au 1er degré, traitée du 29 mai au 23 juin ; augmentation du poids : 1 kilog. Nous cessons le traitement et revoyons la malade le 10 octobre ; elle a encore augmenté de 1 kilog., en l'absence de tout traitement.

D..., 25 ans, tuberculose au 1er degré, traité du 26 mai au 16 juin ; augmentation de 2 kilog. ; le traitement est suspendu ; le malade revu le 25 septembre a encore augmenté de 3 kilog.

Mlle G..., âgée de 17 ans, tuberculose au second degré, traitée du 24 août au 2 octobre ; augmentation de 1 kilog. ; revue le 3 novembre, elle a encore augmenté de 4 kilog. en l'absence de tout traitement.

Cette augmentation du poids, plusieurs fois constatée, en l'absence de tout traitement, est due au retour des fonctions gastriques et à l'action intense d'un mois de traitement sur les organes respiratoires.

III

B. Action locale du traitement. — L'action locale de ce traitement est double. En effet, la solution huileuse injectée agit d'abord par son contact sur la muqueuse de la trachée, et sur celle des grosses bronches ; puis cette solution une fois étalée sur ces surfaces, émet les vapeurs d'huiles essentielles, que le jeu continuel de la respiration va porter jusqu'aux derniers alvéoles pulmonaires. Donc, en premier lieu, *action de contact ;* en second lieu, *inhalation intense.*

1° *Action de contact.* — La solution huileuse injectée se répand sur la muqueuse trachéale et constitue un véritable pansement pour cette membrane ; l'injection trachéale est donc le véritable traitement de choix de la trachéite et l'on peut dire aussi de la trachéo-bronchite, puisque l'huile s'étale de même sur la partie supérieure des grosses bronches. Nous devons dire que l'injection trachéale a été préconisée dans la trachéite par Lubet-Barbon.

Voici une observation de trachéite, prise dans nos notes, et dans lequel on pourra constater l'action rapide et bienfaisante de l'injection.

Obs. I. — L..., âgé de 37 ans, a toujours eu la gorge très sensible ; il a eu souvent des angines et des enrouements. Mais, depuis une dizaine d'années, il a une sensation pénible de picotement dans la gorge, sensation augmentée par le froid et l'humidité, et qui amène presque chaque jour des quintes de toux violentes et fort pénibles avec expectoration.

L'auscultation ne révèle rien d'anormal dans la poitrine, mais la palpation de la trachée produit une sensation pénible.

L'examen laryngoscopique permet de constater que si le larynx est normal, la muqueuse trachéale est rouge sombre.

Nous appliquons à ce malade le traitement par les injections d'huiles essentielles. Dès la première injection, il se rend compte que la solution est portée exactement sur la région affectée et en ressent un bien-être réel. Peu à peu, les symptômes s'amendèrent et la guérison complète eut lieu au bout d'une quinzaine d'injections.

Mais l'action de l'injection trachéale ne se borne pas à la muqueuse, elle s'exerce aussi sur les produits pathologiques qui la tapissent. En délayant et en mobilisant les mucosités, en lubrifiant la muqueuse sur laquelle elles reposent, l'injection aide très notablement à l'expectoration ; elle diminue ainsi mécaniquement l'effort à faire par le malade et la violence de la toux.

2° *Inhalation des vapeurs d'huiles essentielles.* — La solution huileuse s'étale, aussitôt après l'injection, sur les parois trachéales et bronchiques. De cette surface relativement vaste s'échappent les émanations essentielles, d'autant plus facilement qu'un courant d'air constant facilite cette évaporation. A chaque mouvement d'inspiration, les vapeurs médicamenteuses sont entraînées par l'air jusqu'aux derniers ramuscules bronchiques, et cette inhalation, exceptionnellement intense, se prolonge jusqu'à complète résorption de l'huile injectée. La saturation intra-pulmonaire se traduit par une sensation agréable de chaleur intérieure qui débute quelques minutes après l'injection pour se prolonger quelques heures.

Cette action topique sur la muqueuss pulmonaire produit les résultats suivants :

a) *Sédation du système nerveux pulmonaire.* — Le système nerveux intra-pulmonaire semble rasséréné par cette inhalation intérieure, car la *dyspnée* diminue toujours, soit la dyspnée explicable par la présence de vastes lésions, soit celle dont l'auscultation ne rend pas compte et qui est imputable à l'excitation du système nerveux.

En règle générale, même chez les sujets qui ne se plaignent pas de dyspnée, l'injection produit, au bout de quelques minutes, une sensation de bien-être respiratoire : l'air inspiré semble plus frais et plus abondant ; les malades peuvent monter un étage plus facilement ou marcher plus vite. Cette sensation n'est pas une illusion, car nous avons pu noter dans plusieurs cas, grâce à l'épreuve spirométrique, une augmentation de la capacité respiratoire des sujets après l'injection.

Cette amélioration de la respiration, d'abord ramenée par l'injection quotidienne, tend le plus souvent à devenir constante.

La sédation du système nerveux intra-pulmonaire, déjà appréciable chez les tuberculeux, nous est apparue encore plus nettement dans deux observations d'asthme que nous devons relater brièvement :

Obs. II. — R..., âgé de 40 ans, a eu son premier accès d'asthme à 19 ans ; depuis ce temps, il a constamment la respiration assez courte. Pendant les chaleurs apparaissent en général les crises d'asthme. De juillet à novembre, le malade subit habituellement 7 à 8 crises durant chacune une semaine environ, avec au moins trois grands accès d'une nuit entière chacun.

A l'auscultation : type respiratoire emphysémateux, quelques rares sibilances.

Nous avons administré à ces sujets une injection chaque jour pendant le mois qui précédait l'époque présumée de la première crise. Or, pendant la période critique, le malade n'eut que trois accès d'asthme ; encore ces accès ont-ils été de faible intensité, puisque, au lieu de durer huit jours, ils n'ont duré qu'une journée.

Obs. III. — H..., âgé de 57 ans, a eu son premier accès asthmatique à 34 ans ; depuis cette époque, il en a eu trois ou quatre par an ; pendant ces deux dernières années, la situation a progressivement empiré.

Actuellement, il a constamment la respiration très courte. Il ne peut marcher sans être oppressé et sans être obligé de s'arrêter pour reprendre haleine. Il reste chaque jour couché jusqu'à midi, pour ménager ses forces et sa respiration. Pour améliorer la situation, il se fait tous les jours depuis un an, deux injections de deux centigrammes de chlorhydrate de morphine. Néanmoins, il est pris chaque jour, après son repas du soir, d'une crise d'oppression terrible, qui se termine au bout d'une heure environ par l'expectoration très laborieuse de mucosités épaisses. Pendant la nuit, il est pris de nouveau de dyspnée et de toux.

Auscultation : un peu d'emphysème, et quelques râles secs aux bases.

Après deux injections trachéales, l'expectoration est plus fluide et s'effectue plus facilement ; peu à peu, la respiration devient plus ample, les crises n'apparaissent plus que très diminuées. Après une vingtaine de séances, le malade se déclare guéri et se décide à abandonner la morphine.

Ces deux observations se distinguent par le faible degré des lésions organiques et par l'intensité de l'élément nerveux, qui fut heureusement influencé par le traitement.

b) Modifications de la toux et de l'expectoration. — Dans toutes nos observations, le traitement a agi puissamment sur la toux, quelquefois en la faisant cesser complètement (16 cas), toujours en l'atténuant. Cette amélioration a toujours été très rapide ; nous avons toujours pu constater l'influence bienfaisante du traitement après les premières séances et très nombreux sont les cas, où la toux nocturne a disparu rapidement au moyen des injections ; cette situation permettait aux malades de retrouver le sommeil et améliorait leur situation.

La toux dite émétisante, disparaît aussi très vite et les malades ne sont plus forcés par des quintes de toux de vomir leur repas.

Nous ferons observer cependant que si la grande majorité de nos observations rapporte des cas favorables, il en est quelques-uns, sur lesquels nous reviendrons, où notre traitement s'est montré peu puissant sur la toux ; les lésions étaient graves et étendues et d'ailleurs les traitements ordinaires ne réussissaient pas mieux dans ces cas, réellement au-dessus des ressources actuelles de la science.

L'expectoration est profondément modifiée par les injections trachéales, dans sa quantité et dans sa qualité. La quantité des crachats diminue rapidement, en même temps que le nombre et la violence des quintes. Cette diminution peut aboutir à la disparition totale des crachats ; dans les cas moins favorables, les malades nous disaient après un mois de traitement, que leur expectoration avait diminué des deux tiers ou de la moitié.

La qualité de l'expectoration est de même singulièrement modifiée. Les crachats tendent toujours à perdre leur couleur jaune-verdâtre et leur viscosité pour devenir blancs et plus fluides ; par là même plus faciles à expulser.

Voici une observation qui montre nettement l'influence des injections sur l'expectoration ; c'est un cas un peu spécial, mais fort démonstratif.

Obs. IV. — B..., âgé de 44 ans, souffre depuis deux ans de dyspnée avec toux et expectoration abondante, visqueuse et fétide ; fièvre vespérale. Les quintes de toux se manifestent dès qu'il se met au travail. Cette affection a débuté à la suite de plusieurs séances de battage de blé, pendant lesquelles le malade n'avait pas pris les précautions de porter un masque.

A l'auscultation, on constate que le poumon gauche présente à sa partie moyenne, une cavité très considérable qui se manifeste par de la matité, du souffle et un gargouillement intense. Le thorax est asymétrique par atrophie du côté gauche.

Ce tableau clinique est celui de la pneumokoniose ; ajoutons que les crachats de ce malade contenaient des bacilles, preuve que la tuberculose était venue compliquer l'affection primitive.

Le traitement trachéal débute le 16 octobre. Après la seconde séance, le malade a une expectoration très abondante qui lui remplit la bouche, elle est composée de mucosités verdâtres et fétides. Cette expectoration le soulage grandement. Peu à peu, l'expectoration étant rendue plus facile, la cavité parvint à se vider en partie et l'on n'y perçoit plus, après un mois de traitement, que relativement peu de râles humides, au lieu du gargouillement primitif. La respiration est très améliorée, l'expectoration n'est plus fétide, elle est blanc-jaunâtre et inodore. La fièvre a cessé.

Au cours du traitement, nous n'avons jamais observé *d'hémoptysie véritable*, et l'émission de quelques filets de sang dans les crachats ne nous a jamais fait interrompre les injections. Nous n'avons même jamais différé le début du traitement, lorsque les malades crachaient un peu de sang. Nous n'avons éprouvé aucun regret de cette manière de procéder.

Chez seize de nos malades (premier degré) la médication trachéale a abouti à la cessation complète de l'expectoration. Nous n'avons donc pu faire la recherche des bacilles à la fin du traitement. Dans les autres cas, même quand l'expectoration avait diminué et changé de caractère, les bacilles persistaient, au bout d'un traitement d'un ou deux mois, mais le plus souvent moins nombreux.

c) Influence du traitement sur la fièvre des tuberculeux. — La nature de la fièvre des tuberculeux est fort complexe ; mais une de ses causes est certainement l'infection intra-pulmonaire et la résorption constante de toxines variées ; on sait en effet que la flore microbienne des cavités tuberculeuses est fort riche.

C'est contre cette origine de la fièvre tuberculeuse que notre traitement s'est montré actif. Dans l'Obs. IV, relatant un cas de pneumokoniose avec tuberculose, la fièvre, due à l'infection de la volumineuse caverne du poumon gauche, a disparu lorsque cette caverne s'est détergée. Nous avons constaté le même fait chez une malade phtisique au troisième degré, et présentant au sommet du poumon gauche, une caverne étendue. Le traitement a diminué des deux tiers l'expectoration purulente ; la cavité pathologique s'est asséchée et la fièvre a disparu.

Dans trois autres de nos observations, la fièvre a disparu également ; elles concernent des malades au deuxième degré, dont l'expectoration a pu être très modifiée par le traitement, en quantité et en qualité. La désinfection broncho-pulmonaire a pu maintenir à la normale la température qui dépassait presque chaque soir 38°.

Malheureusement, dans d'autres cas assez nombreux, le traitement s'est montré impuissant contre la fièvre, L'essence de wintergreen que nous avons employée largement dans ces cas, a réussi chez plusieurs malades à abaisser la température, mais d'une manière irrégulière.

d). Modifications de l'état sthétoscopique. — L'état sthétoscopique de nos tuberculeux ne s'est pas constamment modifié ; si nous avons pu constater assez souvent à l'auscultation une amélioration de l'état de la respiration, nous avons noté, dans un certain nombre de cas, le maintien à peu près intégral de l'état pathologique, même quand les symptômes morbides et l'état général étaient très améliorés par le traitement. Les modifications sthétoscopiques observées au cours du traitement trachéal se rapportent toutes à une double action : la *décongestion, l'essèchement.*

La *décongestion* a été caractérisée par :

1° La disparition souvent très rapide des râles fins dits de congestion. Ces râles sont d'ordinaire fugaces et peuvent souvent disparaître spontanément. Il n'en est pas moins vrai que parfois, ils persistent sans que les efforts de la thérapeutique puissent les déloger ;

2° Le retour du murmure vésiculaire en des régions où celui-ci était aboli ou diminué : en même temps la sonorité s'affirmait en ces régions submates auparavant.

Obs. V. — Mme L..., âgée de 34 ans, n'a pas de tare héréditaire. Elle se portait fort bien lorsqu'elle travaillait dans les champs ; mais depuis un an, elle est domestique et ses forces ont décliné. Elle tousse depuis un mois constamment jour et nuit, le sommeil est impossible : crachats abondants, épais et jaunâtres. Elle a eu quelques hémoptysies. L'appétit est nul, elle a considérablement maigri.

Examen sthétoscopique. — On constate au sommet gauche, en arrière, de la submatité et une diminuttion très notable du murmure vésiculaire. Cette diminution est plus marquée en avant.

Le traitement est commencé le 23 mai. Dès le 30 mai, l'appétit reparait. Le 1er juin, la toux a beaucoup diminué, la malade ne tousse plus la nuit ; les quintes n'apparaissent que le matin.

3 juin. — L'expectoration est devenue très facile.

10 juin. — La malade ne tousse presque plus.

Le traitement cesse le 21 juin. A ce moment, la malade ne tousse plus : l'expectoration a cessé ; l'appétit est normal, les forces sont revenues. A l'examen sthétoscopique, la respiration s'entend beaucoup plus nettement au sommet gauche, dont la sonorité est plus marquée. Augmentation du poids depuis le début du traitement : deux kilogs.

Obs. VI. — Mlle J..., âgé de 24 ans, est souffrante depuis deux ans ; elle tousse depuis ce temps. Son père est mort phtisique à 42 ans. Elle-même tousse depuis deux ans, elle a beaucoup maigri, elle a perdu ses forces. Actuellement (16 août 1899), elle tousse beaucoup ; expectoration abondante, jaunâtre, épaisse ; respiration très courte. Appétit très faible.

Examen sthétoscopique. — Submatité du sommet gauche, en arrière et en avant. En cette même région, la respiration est faible, l'expiration prolongée. On note de plus, la présence de râles sous-crépitants, très fins et très nombreux, de congestion.

Le traitement débute le 16 août 1899. Dès le 20 août, la malade se sent plus forte, l'appétit est meilleur.

Le 22, un point de côté, à gauche, qui tourmentait la malade a disparu. La toux diminue, la dyspnée à presque disparu.

A la fin du traitement, le 16 septembre, la malade ne tousse presque plus : expectoration nulle, appétit satisfaisant, bon état général. A l'auscultation, on note la disparition presque complète des râles de congestion ; de plus la respiration est plus ample au sommet gauche. La malade a gagné 500 grammes.

Nous avons en outre constaté l'*asséchement* des surfaces broncho-pulmonaires sécrétantes, un assez grand nombre de fois ; cet asséchement était caractérisé par la diminution ou la disparition des râles humides ou caverneux. Les deux observations suivantes relatent la disparition rapide des râles sous-crépitants.

Obs. VII. — M., 22 ans, se plaint de fatigue constante depuis environ deux mois, les forces semblent diminuer ; l'appétit est languissant. Le malade tousse et crache un peu. Fièvre vespérale. L'auscultation nous fait constater avec surprise le ramollissement du sommet gauche, caractérisé en avant par de la submatité et des craquements humides, et en arrière par un souffle et des râles humides assez gros.

Le traitement est commencé le 23 novembre 1899. Dès le 30 novembre, la toux et l'expectoration ont beaucoup diminué, l'appétit est normal, les forces reparaissent. La fièvre a disparu. Le traitement est continué jusqu'au 24 décembre. A ce moment, les râles humides du sommet ont presque complètement disparu ; la toux et l'expectoration ont cessé. Le poids du malade a augmenté de 900 gr.

28 décembre. — On note au sommet gauche, en arrière, de la submatité et un affaiblissement marqué du murmure vésiculaire ainsi que quelques craquements ; en avant, on constate seulement de la submatité.

L'état général est excellent : la respiration est plus ample. La toux et l'expectoration ont presque complètement disparu.

Obs. VIII. — D., âgé de 42 ans, n a pas d'antécédents héréditaires. Il est souffrant depuis 5 ou 6 ans ; les forces diminuent et la toux apparaît. Il a maigri. Actuellement (9 octobre 1899), le malade a environ trois violentes quintes par jour, l'expectoration est abondante, jaunâtre, visqueuse. La toux reprend la nuit. Sueurs nocturnes. Respiration courte. Bon appétit. Bonnes digestions.

Examen sthétoscopique. — Au sommet droit en arrière, on constate de la matité, une respiration soufflante et une expiration prolongée ; en avant, submatité, respiration rude et quelques râles sous-crépitants ; au sommet, gauche en avant, submatité.

Le traitement est commencé le 9 octobre. Dès le 13 octobre, la toux diminue, les nuits désormais sont bonnes, le sommeil n'est plus troublé. Le 18, le malade nous dit n'avoir plus de quintes dans la journée, il tousse seulement le matin. Cette quinte du matin s'atténue elle-même peu à peu. L'expectoration plus fluide est plus facile. La respiration est notablement plus libre. A l'auscultation, on note la disparition de râles sous-crépitants du sommet droit. Le traitement est interrompu le 31 octobre.

Dans les deux observations suivantes, nous avons noté l'assèchement partiel ou total de cavernes tuberculeuses (ces deux faits sont à rapprocher du cas de pneumokoniose, rapportés plus haut) (Obs. IV).

Obs. IX. — M. M., âgé de 26 ans, n'a pas de tare héréditaire. Il tousse depuis sept ans. Se sachant tuberculeux, il n'a rien négligé pour se soigner. Les séjours qu'il a fait en Suisse et en Algérie, n'ont pas produit grand bénéfice, pas plus dailleurs que les injections hypodermiques créosotées à haute dose.

Actuellement (26 juin 1899), il tousse et crache constamment, le sommeil est impossible ; l'expectoration est nummulaire, l'estomac, détérioré par l'usage des médicaments, est fort affaibli. Appétit nul, les forces décroissent. Respiration courte et pénible à l'occasion des mouvements.

Examen sthétoscopique. — Au sommet droit, submatité ; respiration soufflante ; au sommet gauche, en avant, existe une caverne qui se manifeste par un souffle intense et un gargouillement abondant.

Le traitement débute le 26 juin. Dès la seconde injection, le malade constate une certaine diminution dans la toux et l'expectoration.

30 juin. — L'appétit revient. La diminution de la toux s'accentue.

12 juillet. — L'appétit est satisfaisant ainsi que les digestions. La toux et l'expectoration ont diminué d'un quart. Les crachats ne sont plus verdâtres, mais jaunâtres.

28 juillet. — La toux et l'expectoration ont diminué de moitié. Le malade se sent « plus vivant. »

19 août. — Le bon état se maintient, le malade a gagné 1 kilog. 250 depuis le début du traitement. A l'auscultation, on constate une diminution très notable du gargouillement. Fin du traitement. Nous revoyons ce malade le 29 septembre : le bon état se maintient.

OBS. X. — Mme F..., âgée de 26 ans, n'a pas de tares de famille ; il faut noter cependant que son mari est mort tuberculeux et qu'elle l'a soigné pendant six mois. Elle tousse depuis trois ans et a beaucoup maigri.

La toux, actuellement est constante, le sommeil est impossible, expectoration abondante, visqueuse, jaune-verdâtre. Les quintes très violentes amènent souvent le vomissement. Elle a eu plusieurs hémoptyses. L'appétit est nul, les digestions sont mauvaises. Les forces ont considérablement diminué. Elle a presque régulièrement la fièvre le soir.

Examen sthétoscopique. — La respiration est soufflante au sommet droit, en arriére ; en avatn à gauche, on note l'existence d'unecaverne assez vaste, le gargouillement est intense.

Le traitement est commencé le 15 mai. Dès les premières injections, l'expectoration est plus facile et plus fluide. Dès le 19 mai, l'appétit est revenu, les digestions sont satisfaisantes, La fièvre ne reparait plus le soir. La toux est moins violente et moins fréquente. Le 30 mai, le gargouillement a disparu, même à la toux ; la caverne s'est asséchée. La toux a diminué de moitié depuis le début du traitement qui est interrompu le 29 juin.

A ce moment, la malade ne tousse plus que pour cracher ; l'expectoration est réduite de deux tiers, la respiration est large, bon appétit. Le poids a augmenté d'un kilogramme.

IV

Après cettc analyse de nos résultats cliniques, il convient de jeter un coup d'œil d'ensemble sur ces résultats et de les classer.

Sur 44 tuberculeux, à tous les degrés, que nous ont amenés les hasards de la clinique, nous notons :

> 16 résultats excellents.
> 19 résultats très satisfaisants.
> 9 résultats presque nuls.

Résultats excellents. — Nous rangeons dans cette catégorie les tuberculeux de différents degrés, qui, après un traitement trachéal d'un mois, ont été améliorés à un tel point que nous avons pu les abandonner à eux-mêmes, sous réserve de la reprise du traitement, en cas de retour d'un symptôme morbide.

La majorité de ces malades était composée de tuberculeux au premier degré, présentant l'ensemble morbide ordinaire. La santé est chancelante depuis quelque temps, les forces diminuent, le souffle est court, l'appétit décroît ou manque, le malade tousse, il expectore des crachats qui, généralement, à cette période, ne renferment pas ou peu de bacilles.

On note à l'examen de la poitrine, une diminution de la sonorité d'un côté ou des deux, avec un affaiblissement du murmure vésiculaire et quelques râles secs, ou quelques râles fins de congestion.

Chez la plupart des malades de cette catégorie, nous avons obtenu la cessation complète de la toux et de l'expectoration, le retour des forces et de l'appétit, l'augmentation du poids ;

bref, un état général et local qui a permis au sujet de reprendre ses occupations. Dans ces cas, nous n'annonçons pas la guérison : celle-ci ne sera réelle que lorsque l'état ci-dessus se sera maintenu plusieurs années sans interruption, dix ans, suivant l'estimation de Daremberg.

Résultats très satisfaisants. — Dans ces cas, nous avons obtenu, après un mois ou six semaines de traitement, une amélioration remarquable, mais moins complète que précédemment, fait qui s'explique soit par la plus grande étendue des lésions, soit par la moins grande résistance du sujet.

Les lésions étaient représentées par l'infiltration tuberculeuse plus étendue ou même par le ramollissement limité. Dans certains cas, il y avait de la fièvre. Nous avons pu obtenir la diminution considérable de la toux et de l'expectoration, le retour de l'appétit, un certain relèvement de l'état général, plusieurs fois la cessation de la fièvre ; en un mot, à une existence pénible et maladive, nous avons substitué un état tolérable.

La maladie n'a pas été jugulée, mais comme les patients ont vu leurs symptômes locaux s'amender et leur état général s'améliorer, que l'auscultation décelait un meilleur état pulmonaire, nous en avons conclu que l'affection subissait un temps d'arrêt, et en rendant des forces au malade, nous lui permettions de lutter, avec avantage le plus souvent, contre l'envahissement bacillaire. Nous pensons bien qu'avec le temps et la continuation du traitement, la majorité des malades de cette catégorie pourront passer dans la classe des *résultats excellents*.

Résultats presque nuls. — Dans les cas ainsi catalogués nous n'avons rien pu obtenir, mais nous devons dire que le traitement ne s'est jamais montré nuisible. Les lésions étaient graves et étendues, la fièvre était intense et immuable, l'état presque cachectique. Ces cas étaient véritablement au-dessus des ressources actuelles de la science. Quoique nous n'ayons rien pu obtenir de positif, nous devons noter que nos malades prenaient tous, très volontiers, l'injection trachéale et que tous lui reconnaissaient la propriété de faciliter la respiration et d'aider à l'expectoration. Malgré tout, la cachexie s'établissait.

Parmi ces cas défavorables, nous avons rangé l'observation suivante. Elle concerne un fait dans lequel les lésions principales étaient extra-pulmonaires, c'est à-dire en dehors de la zone d'action de l'injection trachéale.

Obs. XI. — Mlle W..., âgée de 19 ans, n'a pas de tare héréditaire. Elle est souffrante depuis l'âge de 17 ans : elle tousse et a notablement maigri ; quelques hémoptysies. Actuellement (11 octobre 1899) elle tousse beaucoup jour et nuit ; la toux est quinteuse, les crachats sont épais et jaunâtres. Respiration courte. Appétit conservé.

Examen sthétoscopique. — Submatité du sommet droit en avant et en arrière ; on note à ce niveau une respiration diminuée et des craquements assez nombrenx.

De plus, aux deux bases, on entend en quantité des râles très fins et un peu humides.

Le traitement débute le 11 octobre. Il ne diminue qu'assez peu la toux et l'expectoration ; l'état reste presque stationnaire.

L'examen radioscopique, pratiqué par M. Béclère, nous révéla la cause de cette impuissance relative des injections trachéales, en permettant de constater derrière le sternum une hypertrophie ganglionnaire notable. Cette lésion entrave vraisemblablement la circulation pulmonaire et produit aux deux bases les râles d'œdème qu'on perçoit.

On conçoit que cette hypertrophie ganglionnaire étant placée en dehors du rayon d'action des injections trachéales, ne pouvait être influencée par ce traitement, lequel n'agit que sur les lésions intra-pulmonaires.

Cet exposé synthétique de nos résultats cliniques ne serait pas complet si nous ne mentionnions pas nos six observations de malades non tuberculeux ; sur ces six observations, trois ont été précédemment exposées ; elles rapportent un fait de trachéo-bronchite et deux cas d'asthme.

Nous devons exposer en quelques mots les trois dernières de ces observations.

La première se rapporte à un cas de pleurésie interlobaire chronique avec vomique quotidienne fétide. Les injections amenèrent rapidement une diminution dans la quantité de la vomique et la cessation de la fétidité.

Dans le second cas, le malade atteint de bronchite chronique constata bientôt une diminution de la toux et de l'expectoration et l'amélioration de la respiration, pendant que nous notions à l'auscultation la diminution très notable des râles secs et des sibilances.

Enfin, nous avons traité uniquement par nos injections trachéales un cas de congestion pulmonaire idiopathique aiguë. C'est le seul cas d'affection aiguë ainsi traité. Ce traitement n'a pas influencé la marche de la maladie, marche véritablement cyclique, mais il a grandement diminué la violence et la fréquence de la toux, et facilité l'expectoration. Au reste, voici l'observation :

OBS. XII. — Mme L..., âgée de 42 ans, de bonne santé habituelle, est prise le 12 juin 1899, d'un frisson intense avec céphalalgie, nausées, point de côté à gauche et une température de 39°. La toux est fréquente et pénible ; l'expectoration est assez difficile, les crachats sont un peu rosés. La percussion fait noter à la base gauche une zône de matité au niveau de laquelle on entend un affaiblissement du murmure vésiculaire et quelques râles très fins.

Le traitement par les injections trachéales est commencé le 13 juin ; dès le lendemain, l'expectoration est facilitée. Le 6 juin, la toux a beaucoup diminué, l'état général est meilleur, les râles fins de la base gauche sont moins nombreux, la fièvre est tombée. Le traitement est continué encore pendant quelques jours, la toux et l'expectoration cessent peu à peu, l'aucultation de la base gauche ne dénote plus rien d'anormal.

Tel est le seul cas d'affection respiratoire aiguë que nous ayons traité : les bons effets du traitement, ou tout au moins son innocuité, nous encouragent à l'appliquer à d'autres cas aigus, le cas échéant.

V

Nous avons exposé, au chapitre précédent, pour quelles raisons nous avons voulu administrer aux malades l'*eau oxygénée* par injection trachéale et quelles précautions il est nécessaire de prendre dans la pratique de ce traitement.

L'injection trachéale d'eau oxygénée, que nous avons pratiquée chez douze de nos malades, tous tuberculeux, n'a jamais eu aucun inconvénient, en procédant avec la méthode habituelle.

Les résultats de l'injection d'eau oxygénée ont toujours été :

1º L'amélioration de la respiration, amenant une sensation toute spéciale de force et de bien-être. L'eau oxygénée agit plus énergiquement que les huiles essentielles, dans les cas de dyspnée : son action semble aussi plus durable ;

2º L'excitation de l'appétit, la régularisation des digestions. Cette double action est analogue, comme on le voit, à celle que produisent les injections d'huiles essentielles. Aussi nous employons d'ordinaire l'injection d'eau oxygénée comme succédanée de l'injection huileuse ; une fois dans la semaine par exemple, tandis que les huiles essentielles sont administrées tous les jours.

L'eau oxygénée nous a en outre rendu service dans le cas de dyspnée chez les tuberculeux. Chez plusieurs de nos malades qui se plaignaient d'essoufflement facile à l'occasion des mouvements, nous avons obtenu au moyen d'une dizaine de jours de traitement oxygéné, une amélioration respiratoire qui s'est prolongée bien après ce traitement.

Lors de la reprise de la dyspnée, nous administrons de nouveau l'eau oxygénée et nous obtenons le même résultat.

Nous ne présentons pas ce traitement comme infaillible, toutes réserves doivent être faites en ce qui concerne l'état des lésions pulmonaires, mais l'injection d'eau oxygénée, nous paraît être jusqu'à présent, le meilleur moyen d'administrer l'oxygène, ce précieux agent trop dédaigné en thérapeutique, parce que son mode d'administration est pour l'ordinaire, très défectueux.

Voici deux observations entre autres qui mettent en lumière l'action de l'eau oxygénée en injection trachéale.

Obs. XIII. — C..., âgé de 48 ans, n'a pas de tare héréditaire. Il est souffrant depuis huit ans. Il tousse depuis six ans et perd ses forces. Amaigrissement continu.

Actuellement (9 septembre 1899), il tousse beaucoup, jour et nuit ; crachats abondants, épais, verdâtres. Dyspnée facile à l'occasion des mouvements. Appétit conservé.

Examen sthétoscopique. — Ramollissement du sommet droit attesté par de nombreux râles sous-crépitants, occupant le tiers supérieur du poumon droit en avant et en arrière, avec matité. Induration du sommet gauche.

Le traitement débute le 9 septembre. Le 27, la toux ne se produit plus la nuit ; la respiration est un peu plus large. L'expectoration a lieu plus facilement. Le traitement est continué jusqu'au début de novembre. A ce moment, la toux a diminué des trois quarts ; la respiration d'abord très courte, est améliorée. L'expectoration est plus fluide et plus blanche. Le malade se sent plus fort. A l'auscultation, les râles du sommet droit ont notablement diminué de nombre et d'intensité.

Ce malade se plaint d'être presque constamment essoufflé, surtout à l'occasion des mouvements ; la marche est difficile. Le 18 décembre, nous lui administrons une injection trachéale, de 3 cc. d'eau oxygénée à 20 volumes ; nous continuons cette médication les jours suivants, en augmentant la dose jusqu'à 12 cc. par jour. A partir du 23, nous cessons ce traitement ; la respiration est très améliorée, la marche est devenue facile. Cette amélioration se maintient jusque vers le 10 janvier ; nous rendons à ce malade les injections d'eau oxygénée pendant quelques jours et nous obtenons le même résultat favorable, qui se prolonge près d'un mois.

Obs. XIV. — V..., 28 ans, n'a pas d'antécédents héréditaires. Il est souffrant depuis quatre ans et tousse depuis ce temps. Il a maigri et perdu ses forces. Appétit très faible. Actuellement (17 nov. 1899), ce malade tousse beaucoup, surtout le matin, où il a une quinte d'une demi-heure, avec expectoration de crachats abondants, épais et verdâtres. Sueurs nocturnes. Dyspnée rapide à l'occasion des mouvements.

Examen sthétoscopique, — Au sommet gauche en arrière, submatité, respiration insuffisante ; au sommet gauche en avant, submatité, nombreux craquements.

Le traitement débute le 18 septembre. Le 21, la toux est moins fatigante, l'expectoration diminue. Le 20, l'appétit se relève, les forces s'accroissent, disparition des sueurs nocturnes, expectoration minime et fluide, la toux est très diminuée. Le 24, nous constatons à l'auscultation une légère diminution du nombre et de l'éclat des craquements du sommet gauche.

Le 26 décembre, nous administrons à ce malade une injection trachéale de 3 cc. d'eau oxygénée à 20 volumes ; nous augmentons la dose chaque jour, pendant quatre jours. A la suite de chaque injection, au bout d'une heure environ, le malade ressent un bien-être respiratoire spécial, qui dure jusqu'à la fin de la journée ; il respire plus « à fond ». De plus, son appétit est fort augmenté, il est obligé de faire, dans l'après-midi, une collation supplémentaire, sans préjudice de ses repas réguliers.

TABLE DES MATIÈRES

www.ingramcontent.com/pod-product-compliance
Ingram Content Group UK Ltd.
Pitfield, Milton Keynes, MK11 3LW, UK
UKHW022345070726
13614UKWH00003B/1141